Todo lo

que necesita saber

sobre

el Auxiliar de enfermería

en hematología

MARTIN STERLING

Índice

« *La hematología es donde cada célula cuenta, donde cada gesto cura y donde cada día nos recuerda la fragilidad y la fuerza de la vida.* »

Capítulo 1

Comprender el Departamento de Hematología

Definición de la hematología: ¿qué es?

Introducción a la especialidad médica y a las principales enfermedades tratadas (leucemia, linfoma, mieloma, etc.).

La hematología es una especialidad médica compleja y fascinante dedicada al estudio de la sangre, los órganos hematopoyéticos (médula ósea, ganglios linfáticos, bazo) y las enfermedades que los afectan. Como disciplina, se encuentra en la encrucijada de la biología, la inmunología y la oncología, y abarca un amplio espectro de patologías que van desde las afecciones benignas hasta los cánceres sanguíneos especialmente agresivos.

Las principales enfermedades tratadas en hematología suelen agruparse bajo el término genérico de "neoplasias hematológicas", entre las que ocupan un lugar destacado las leucemias, los linfomas y los mielomas. Estas enfermedades afectan a las células sanguíneas, a los precursores de las células sanguíneas o a las células inmunitarias, y requieren un tratamiento específico, a menudo multidisciplinar.

Las leucemias son cánceres de las células de la médula ósea, donde se producen las células sanguíneas. Se caracterizan por una proliferación incontrolada de células inmaduras, llamadas blastos, que impiden el desarrollo normal de glóbulos rojos, glóbulos blancos y plaquetas. En general, las leucemias se clasifican en dos grandes categorías: leucemias agudas, que progresan rápidamente y requieren tratamiento inmediato, y leucemias crónicas, que progresan más lentamente pero pueden provocar complicaciones graves si no se tratan. En la leucemia mieloide aguda (LMA), por ejemplo, células mieloides inmaduras invaden la médula ósea, impidiendo la producción de células normales. La leucemia linfoblástica aguda (LLA), por su parte, afecta a los linfocitos, células inmunitarias esenciales.

Los linfomas son cánceres que afectan al sistema linfático, en particular a los ganglios linfáticos, el bazo y el timo. Se caracterizan por una proliferación incontrolada de linfocitos, las células que desempeñan un papel crucial en la defensa inmunitaria. Los linfomas se dividen en dos categorías principales: el linfoma de Hodgkin, que es relativamente raro y suele tener un buen pronóstico si se trata a tiempo, y los linfomas no hodgkinianos, que incluyen una amplia variedad de subtipos más o menos agresivos. El tratamiento del linfoma puede incluir quimioterapia, radioterapia y, en algunos casos, trasplante de células madre.

Por último, **el mieloma** afecta a las células plasmáticas, un tipo de glóbulo blanco especializado en la producción de anticuerpos. En el mieloma múltiple, estas células proliferan sin control en la médula ósea, alterando la producción de otras células sanguíneas y provocando complicaciones como infecciones, anemia y lesiones óseas. En la actualidad no existe cura para el mieloma múltiple, pero tratamientos como la quimioterapia, los agentes inmunomoduladores y los trasplantes de células madre pueden controlar su progresión y mejorar la calidad de vida de los pacientes.

Además de estas tres categorías principales, la hematología también abarca enfermedades no malignas como la anemia, los trastornos de la coagulación (como la hemofilia) y las enfermedades trombóticas. Uno de los principales retos de esta especialidad es que cada enfermedad, cada paciente, tiene sus propias particularidades que requieren un tratamiento individualizado. El desarrollo constante de los conocimientos en biología molecular y genética ha permitido avances considerables en el diagnóstico, pronóstico y tratamiento de las enfermedades hematológicas, allanando el camino para terapias más específicas y eficaces.

La hematología es, por tanto, algo más que el estudio de los trastornos sanguíneos. Ofrece una perspectiva global de la salud de los pacientes, integrando elementos biológicos, terapéuticos y también psicológicos, porque el seguimiento de los pacientes suele ser largo y requiere una atención especial a la calidad de vida y al apoyo durante todo el curso de la atención.

Estructura y organización del servicio de hematología

Los diferentes departamentos (hematología clínica, unidades de cuidados intensivos, trasplante de médula ósea) y la organización del equipo sanitario.

La hematología es una especialidad que requiere una organización rigurosa y una estrecha colaboración entre distintos departamentos, cada uno con una función muy específica en la atención al paciente. Estos departamentos suelen estar divididos en varias unidades distintas, que van desde la hematología clínica hasta las unidades de cuidados intensivos y los servicios de trasplante de médula ósea. Cada uno de estos entornos asistenciales tiene sus propias particularidades, y todos se articulan en torno a un enfoque centrado en el paciente, con equipos multidisciplinares que colaboran para ofrecer la mejor atención posible.

El **servicio de hematología clínica** suele ser el principal punto de entrada de los pacientes con patologías hematológicas, ya sean benignas o malignas. En este servicio se evalúan los síntomas, se realizan pruebas diagnósticas (análisis de sangre, biopsias de médula ósea, pruebas de imagen) y se instauran los tratamientos adecuados. Se trata de tratamientos ambulatorios u hospitalarios para pacientes sometidos a quimioterapia, inmunoterapia o terapia dirigida. El equipo asistencial, formado por hematólogos, enfermeras, auxiliares de enfermería, psicólogos y dietistas, trabaja conjuntamente para ajustar los tratamientos a medida que avanza la enfermedad. Los auxiliares de enfermería desempeñan un papel clave en la comodidad y supervisión de los pacientes, velando por su bienestar diario y asegurando una comunicación fluida entre el paciente y el resto del equipo asistencial.

Las unidades de cuidados intensivos hematológicos (UCIH) son salas especializadas para pacientes en estado crítico. Estas unidades son especialmente importantes para pacientes con complicaciones graves relacionadas con su tratamiento o enfermedad, como infecciones graves, hemorragias o fallos orgánicos. Los pacientes inmunodeprimidos tras una quimioterapia intensiva o un trasplante de médula ósea pueden ser especialmente vulnerables, por lo que requieren una vigilancia continua y cuidados muy técnicos. El personal de enfermería de estas unidades desempeña un papel indispensable en la vigilancia de los parámetros vitales, la asistencia a los pacientes en sus actividades cotidianas y la aplicación de estrictos protocolos de asepsia para prevenir infecciones. La carga emocional en estas unidades suele ser alta, pero la cooperación entre todos los miembros del equipo -médicos de reanimación, enfermeras especializadas, auxiliares de cuidados- garantiza que las urgencias vitales se traten con rapidez y eficacia.

El **servicio de trasplante de médula ósea** es una de las áreas más complejas de la hematología. El trasplante de médula ósea, o más exactamente el trasplante de células madre hematopoyéticas, es a menudo la única opción curativa para los pacientes que padecen enfermedades como la leucemia aguda o el linfoma refractario. Este proceso extremadamente delicado implica preparar al paciente con tratamientos mieloablativos (altas dosis de quimioterapia, a veces radioterapia) para destruir la médula ósea enferma y permitir la implantación de las nuevas células madre. Los cuidados postrasplante son intensos y se centran en la prevención de infecciones y la gestión del síndrome injerto contra huésped, una complicación frecuente en la que las células trasplantadas atacan los tejidos del paciente. Los auxiliares de enfermería, que trabajan junto a enfermeras especializadas, están en el centro de estos cuidados, controlando meticulosamente los síntomas, garantizando la limpieza y la estricta higiene de las habitaciones y proporcionando un apoyo psicológico esencial a los pacientes, que a menudo están agotados por el proceso.

La organización del equipo asistencial en estos distintos departamentos se basa en la colaboración continua y la comunicación fluida. El papel de cada uno está bien definido, pero es trabajando juntos como podemos ofrecer una asistencia de calidad. Los **médicos hematólogos** supervisan el tratamiento, elaboran protocolos y realizan un seguimiento clínico preciso de los pacientes. **Las enfermeras**, especializadas en hematología, administran los tratamientos, controlan las constantes vitales y gestionan los efectos secundarios de las terapias pesadas. Los **auxiliares de** enfermería velan por el bienestar diario de los pacientes, se ocupan de la higiene, observan los signos clínicos y transmiten información crucial a otros miembros del equipo. Su papel es a menudo el de primer contacto con los pacientes, lo que les permite detectar los más mínimos signos de malestar o complicaciones y alertar rápidamente en caso necesario.

El trabajo en equipo es fundamental en estos departamentos, y la coordinación de la asistencia se basa en **reuniones periódicas** del personal, en las que todos los profesionales implicados se reúnen para discutir casos complejos, ajustar tratamientos e intercambiar las mejores prácticas. Esta organización, basada en una auténtica sinergia entre todos los agentes implicados, permite hacer frente a la complejidad de la asistencia hematológica, situando siempre al paciente en el centro de todas las decisiones.

Pacientes hematológicos: una población específica
Perfil del paciente: a menudo inmunodeprimido, con riesgo de infección y que requiere cuidados especiales.

El perfil de los pacientes tratados en hematología es único debido a la naturaleza de las enfermedades que les afectan y a los tratamientos, a menudo muy fuertes, que reciben. La mayoría de estos pacientes, ya padezcan leucemia, linfoma, mieloma u otras enfermedades hematológicas, tienen algo en común: un sistema inmunitario debilitado o incluso gravemente comprometido. Esta inmunosupresión, que puede tener un origen patológico o ser el resultado de un tratamiento (quimioterapia, radioterapia, inmunosupresores), expone a los pacientes a importantes riesgos de infección y requiere una mayor vigilancia por parte de los equipos sanitarios.

Los pacientes hematológicos son especialmente vulnerables a las infecciones, ya que su sistema inmunitario suele ser incapaz de reaccionar eficazmente contra los agentes patógenos. En la leucemia, por ejemplo, las células sanguíneas enfermas sustituyen progresivamente a las sanas, lo que altera la producción normal de glóbulos blancos, esenciales para la defensa inmunitaria. A esto se añade el hecho de que los tratamientos diseñados para eliminar las células cancerosas, como la quimioterapia o los trasplantes de médula ósea, también destruyen las células inmunitarias residuales. Como consecuencia, estos pacientes se encuentran temporalmente indefensos frente a bacterias, virus e incluso hongos, que pueden desencadenar infecciones graves o incluso mortales, incluso a partir de microbios que suelen ser inofensivos para una persona sana.

Esta fragilidad inmunitaria requiere **cuidados especiales** que van más allá de los cuidados habituales. Los protocolos de asepsia se aplican estrictamente en los servicios de hematología. Las habitaciones de los pacientes, sobre todo los que se someten a un postrasplante o a quimioterapia intensiva, suelen ser estériles o de flujo laminar, donde el aire se filtra para limitar las partículas y los agentes infecciosos. Cada acción del personal de enfermería, de los médicos o incluso de los visitantes debe ir precedida de precauciones rigurosas: mascarillas, guantes, batas y desinfección meticulosa de las manos. En el día a día, el auxiliar de enfermería desempeña un papel fundamental en el mantenimiento de este entorno seguro, velando por el estricto cumplimiento de los protocolos para minimizar el riesgo de infección.

La inmunosupresión de los pacientes hematológicos también exige un cuidado personal adecuado. Se presta especial atención a la higiene personal, porque incluso una pequeña lesión cutánea, irritación o infección oral puede convertirse rápidamente en una complicación grave. Los cuidados de higiene se llevan a cabo con extrema delicadeza, para evitar cualquier irritación o lesión. Además, los pacientes suelen estar muy débiles y postrados en cama, y necesitan ayuda para realizar las tareas cotidianas más básicas, como lavarse, alimentarse y desplazarse. Por tanto, los auxiliares de cuidados deben combinar las competencias técnicas con la atención humana para proporcionar cuidados adaptados a estas necesidades específicas.

Además del riesgo de infección, estos pacientes suelen presentar **complicaciones hemorrágicas** debidas a una producción anormal de plaquetas o a su rápida destrucción, lo que conlleva un mayor riesgo de hemorragia. Este fenómeno es frecuente en pacientes sometidos a quimioterapia, ya que el tratamiento no sólo afecta a las células malignas, sino también a las plaquetas, que son esenciales para la coagulación de la sangre. Incluso algo tan sencillo como cepillarse los dientes o mover el cuerpo puede provocar hemorragias graves. Esto requiere una vigilancia rigurosa para detectar signos de hemorragia, ya sea por hematomas, sangrado de la nariz o las encías, o hemorragias internas más graves. Los auxiliares de cuidados están formados para detectar estos signos e informar de ellos inmediatamente para ajustar los cuidados o prevenir cualquier empeoramiento.

Por último, estos pacientes, que a menudo se enfrentan a tratamientos largos y difíciles, también tienen necesidades psicológicas específicas. Las enfermedades hematológicas, sobre todo cuando son malignas, son a menudo sinónimo de un largo curso médico, hecho de recaídas, tratamientos agresivos e incertidumbres. Esta lucha contra la enfermedad genera un gran cansancio mental y físico, combinado con ansiedad, estrés e incluso depresión. El papel de los cuidadores, y en particular de los auxiliares de enfermería, es fundamental en este contexto. Como primer punto de contacto con los pacientes, a menudo son la primera línea de apoyo psicológico, ofreciendo un oído comprensivo, tranquilidad y una presencia tranquilizadora en un entorno asistencial que puede ser muy técnico y deshumanizador. Acompañan a los pacientes en los momentos difíciles, velan por su bienestar y aportan un toque de humanidad a un entorno hospitalario que a veces se percibe como hostil.

Capítulo 2

El papel clave del celador de hematología

Cuidados de higiene y confort adaptados a los pacientes hematológicos

La importancia de los cuidados diarios para prevenir las infecciones en los pacientes inmunodeprimidos.

En los pacientes inmunodeprimidos, como ocurre a menudo en hematología, la prevención de las infecciones es una prioridad absoluta y depende en gran medida de la calidad de los cuidados diarios. El debilitamiento del sistema inmunitario, ya sea debido a la propia enfermedad o a tratamientos agresivos como la quimioterapia o los trasplantes de médula ósea, hace que estos pacientes sean extremadamente vulnerables a las infecciones. Para estos pacientes, una simple infección, que sería benigna en una persona sana, puede convertirse rápidamente en una emergencia médica grave, que desemboque en una septicemia u otras complicaciones potencialmente mortales. Es en este contexto en el que los cuidados diarios adquieren toda su importancia, ya que representan una de las principales barreras contra los agentes infecciosos.

El cuidado de la higiene personal es una de las primeras líneas de defensa en la prevención de infecciones en pacientes inmunodeprimidos. Este cuidado va mucho más allá de la simple comodidad del paciente; es esencial para reducir la carga microbiana de la piel y las mucosas, que son los principales puntos de entrada de los gérmenes en el organismo. La piel, como primera barrera protectora, es especialmente vulnerable cuando la inmunidad está debilitada. En pacientes encamados o muy débiles, es necesario un cuidado meticuloso para prevenir infecciones cutáneas, como escaras o dermatitis. Esto incluye la limpieza diaria, el cambio regular de apósitos y ropa, y la vigilancia constante de las zonas de alto riesgo, como los pliegues cutáneos, las zonas de colocación de catéteres o las zonas en las que la piel está en contacto prolongado con las sábanas o la silla.

También es fundamental prestar especial atención a la higiene bucal. La boca de los pacientes inmunodeprimidos es una zona especialmente sensible. Tratamientos como la quimioterapia o la radioterapia pueden provocar mucositis, inflamación dolorosa de las mucosas, que no sólo dificulta la alimentación, sino que expone al paciente a un mayor riesgo de infecciones fúngicas o bacterianas. Por ello, los cuidados diarios consisten en un cepillado suave, a menudo acompañado de colutorios antisépticos para limitar la proliferación de gérmenes. Este gesto, que puede parecer sencillo, desempeña un papel fundamental en la prevención de las infecciones bucales, que pueden propagarse fácilmente por todo el organismo y provocar complicaciones graves.

El entorno del paciente también debe mantenerse cuidadosamente. Cada día, los auxiliares de enfermería se aseguran de que la habitación se mantenga en un estado de limpieza impecable. En los departamentos de hematología, y en particular en las unidades donde se trata a pacientes con aplasia de médula ósea (periodo en el que la médula ósea deja de producir células sanguíneas), se aplican medidas estrictas para reducir al máximo la presencia de gérmenes. Esto implica no sólo una limpieza rigurosa de las superficies, sino también el uso de dispositivos como las cámaras de flujo laminar, que filtran el aire para impedir la circulación de partículas y agentes infecciosos. Los auxiliares sanitarios son responsables del estricto cumplimiento de los protocolos de asepsia, desde el uso de guantes, mascarillas y batas hasta la desinfección sistemática de las manos antes y después de cada tratamiento. Estas acciones, repetidas a lo largo del día, minimizan el riesgo de que entren gérmenes en el entorno del paciente, creando una burbuja protectora en torno a él.

Los cuidados diarios también incluyen una cuidadosa vigilancia de los dispositivos invasivos, como catéteres venosos centrales, vías periféricas o cámaras implantables, a menudo utilizados para administrar tratamientos o infusiones. Estos dispositivos, esenciales para el tratamiento de los pacientes hematológicos, son también potenciales puntos de entrada de infecciones si no se mantienen adecuadamente. Por ello, el auxiliar de enfermería vela diariamente por la limpieza de estos dispositivos, aplicando apósitos estériles y vigilando la aparición de signos de enrojecimiento, inflamación o exudación alrededor de los lugares de inserción. Cualquier anomalía detectada se comunica inmediatamente al equipo médico para prevenir una posible infección local, que podría propagarse rápidamente si no se trata con celeridad.

También es esencial recordar que la dieta es parte integrante de los cuidados diarios destinados a prevenir las infecciones. Los pacientes inmunodeprimidos a menudo necesitan seguir dietas específicas, ya que ciertos alimentos pueden contener patógenos que pueden causar infecciones alimentarias. Por ejemplo, a menudo se prohíben las frutas y verduras crudas y los productos no pasteurizados o poco cocinados. En este sentido, el auxiliar de enfermería desempeña un papel fundamental, ya que vela por que las comidas cumplan las estrictas instrucciones dietéticas y ayuda al paciente a alimentarse correctamente, ya que una buena nutrición es esencial para sostener el organismo debilitado por el tratamiento.

Por último, además de los cuidados técnicos, el aspecto relacional de los cuidados diarios también contribuye a prevenir las infecciones. Los pacientes inmunodeprimidos suelen estar muy aislados, tanto física como emocionalmente, debido a las estrictas medidas de aislamiento. Esta soledad puede conducir a un estado de ánimo bajo e incluso a la depresión, lo que a su vez puede debilitar aún más el organismo. Con su presencia diaria, su atención y su interacción, los asistentes sanitarios contribuyen no sólo al bienestar mental del paciente, sino también indirectamente a la resistencia del organismo a las infecciones. Un paciente que recibe apoyo psicológico es más propenso a seguir escrupulosamente las instrucciones de cuidados y a mantenerse lo más activo posible, lo que contribuye a su recuperación.

Control de las constantes vitales y observación clínica

Vigilancia estrecha de las constantes vitales y de las manifestaciones clínicas (fiebre, signos de infección, hemorragia).

La monitorización estrecha de las constantes vitales y de las manifestaciones clínicas es un pilar fundamental en el manejo de los pacientes hematológicos, especialmente de aquellos inmunodeprimidos o sometidos a tratamiento intensivo. Estos pacientes, cuyo estado de salud puede deteriorarse rápidamente, requieren una vigilancia adicional, ya que los ligeros cambios en sus constantes vitales o la aparición de síntomas sutiles pueden ser una señal de advertencia de complicaciones graves, como infecciones o hemorragias. Este seguimiento riguroso, a menudo realizado por auxiliares de cuidados en estrecha colaboración con el equipo médico y de enfermería, es crucial para identificar rápidamente las situaciones de emergencia y responder adecuadamente.

Una de las constantes vitales más importantes en hematología es la **temperatura corporal**. En un paciente inmunodeprimido, la aparición de fiebre, aunque sea leve, puede ser un signo de infección grave, sobre todo porque su sistema inmunitario debilitado es incapaz de organizar una respuesta eficaz contra los agentes patógenos. En este contexto, una temperatura corporal superior a 38 °C se considera un indicador potencialmente grave. Sin embargo, la ausencia de fiebre no siempre significa la ausencia de infección, ya que algunos pacientes inmunodeprimidos pueden no presentar fiebre debido a su incapacidad para desarrollar una respuesta inflamatoria adecuada. Por este motivo, es esencial controlar regularmente la temperatura, junto con una evaluación continua del estado general del paciente. Una fiebre no detectada o una infección no tratada pueden convertirse rápidamente en septicemia, una complicación potencialmente mortal. En este contexto, el auxiliar de enfermería desempeña un papel vital tomando regularmente la temperatura del paciente, detectando cualquier aumento de la misma e informando inmediatamente de cualquier anomalía al equipo médico.

También es crucial controlar **la frecuencia cardiaca** y la **tensión arterial**. La taquicardia (aumento de la frecuencia cardiaca) o la hipotensión (descenso de la tensión arterial) pueden ser indicadores precoces de complicaciones, como un shock séptico o una hemorragia. Un paciente con un descenso importante de la tensión arterial puede estar sufriendo una hemorragia interna, sobre todo si está en tratamiento anticoagulante o en aplasia medular, un periodo en el que el número de plaquetas se reduce drásticamente, lo que aumenta el riesgo de hemorragia. Los cuidadores, al tomar regularmente la tensión arterial y controlar el pulso, están en primera línea para detectar estas señales de alarma. Una taquicardia persistente o una caída de la tensión arterial, aunque no haya otros síntomas aparentes, deben comunicarse inmediatamente para que pueda organizarse rápidamente el tratamiento.

Los signos de infección van más allá del simple control de la temperatura. Un paciente inmunodeprimido puede mostrar signos de infección a través de cambios sutiles en su estado general: aumento de la fatiga, confusión, inquietud o escalofríos pueden ser los primeros indicadores. Las infecciones también pueden producirse localmente, como en los catéteres, en los que debe vigilarse de cerca el enrojecimiento, el dolor, la secreción purulenta o la sensibilidad alrededor del lugar de inserción. Las infecciones urinarias también son frecuentes en estos pacientes, y signos como dolor abdominal, dolor al orinar u orina turbia deben alertar a los cuidadores. Por último, las infecciones pulmonares, como la neumonía, son motivo de especial preocupación y pueden manifestarse con tos, dificultades respiratorias o baja saturación de oxígeno. También en este caso, los auxiliares de cuidados desempeñan un papel esencial, ya que a menudo son los primeros en observar estos cambios sutiles en el comportamiento o el estado clínico del paciente, lo que les permite actuar rápidamente en colaboración con el equipo médico.

Además de los signos de infección, la vigilancia de los **signos de hemorragia** es esencial en los pacientes hematológicos. La trombocitopenia, descenso de los niveles de plaquetas, es una complicación frecuente en estos pacientes, sobre todo en los que padecen aplasia de médula ósea o reciben tratamientos mielotóxicos. Un recuento bajo de plaquetas aumenta el riesgo de hemorragias, tanto externas como internas. El personal sanitario debe estar especialmente atento a la aparición espontánea de hematomas, al sangrado de las encías durante los cuidados bucales o dentales, o a la presencia de sangre en la orina o las heces. Una hemorragia nasal o un gran hematoma pueden parecer leves, pero en un paciente trombocitopénico pueden ser signos de una tendencia hemorrágica generalizada que requiera una transfusión de plaquetas o una intervención médica de urgencia.

En caso de **hemorragia interna**, los signos pueden ser más discretos y difíciles de detectar. La palidez repentina, el aumento de la frecuencia cardiaca, la caída de la tensión arterial o el dolor abdominal pueden ser indicadores de una hemorragia gastrointestinal u otra forma de hemorragia interna. Por eso es esencial la vigilancia constante de las constantes vitales, combinada con una evaluación clínica cuidadosa. Al estar presente con el paciente a diario, el auxiliar de enfermería es a menudo quien capta estas débiles señales y permite una intervención rápida.

La importancia de esta estrecha vigilancia radica no sólo en la toma de constantes vitales, sino también en la capacidad de observar e interpretar signos clínicos a veces sutiles, pero potencialmente críticos. Gracias a su estrecho contacto con los pacientes, los auxiliares de cuidados desarrollan la capacidad de detectar cambios en el comportamiento o el aspecto del paciente que pueden indicar la aparición de una infección, una hemorragia u otra complicación. Desempeñan un papel central en el sistema de vigilancia establecido en torno a los pacientes hematológicos, lo que les permite reaccionar rápidamente ante cualquier deterioro del estado del paciente.

Gestión del dolor y el confort en colaboración con el equipo asistencial

El papel del auxiliar de cuidados en la evaluación del dolor y el malestar del paciente, y en la administración de tratamientos no medicinales.

El papel del asistente sanitario en la evaluación del dolor y el malestar de los pacientes hematológicos es esencial, ya que estos pacientes, que a menudo se enfrentan a tratamientos severos y patologías graves, experimentan regularmente una amplia gama de dolores y malestares físicos. El dolor puede ser agudo o crónico, causado por la propia enfermedad o por su tratamiento, y una evaluación precisa es crucial para proporcionar una atención adecuada. En virtud de su proximidad diaria al paciente, los auxiliares sanitarios suelen ser los primeros en observar los signos de dolor, incluso cuando no se expresan verbalmente. Esto les confiere un papel clave a la hora de detectar el sufrimiento, adaptar los cuidados y administrar tratamientos no medicinales para aliviar al paciente.

La evaluación del dolor se basa sobre todo en la observación y la escucha atenta. En hematología, los pacientes pueden experimentar dolores de varios tipos: dolores óseos relacionados con metástasis o mieloma, dolores articulares, dolores neuropáticos tras la quimioterapia o dolores viscerales tras un trasplante de médula ósea. Algunos pacientes expresan claramente su dolor, pero a otros, sobre todo cuando están agotados o sometidos a un tratamiento pesado, les puede resultar difícil expresarlo con palabras. Por ello, el auxiliar de enfermería desempeña un papel fundamental en la escucha de las señales no verbales: la mímica del dolor, la agitación, la respiración rápida, la postura rígida o los gemidos pueden ser signos de que el paciente siente dolor. Deben ser capaces de detectar estas señales, aunque sean discretas, e informar de ellas al equipo médico y de enfermería, para poder adaptar rápidamente los cuidados o el alivio del dolor.

El diálogo con el paciente también es una parte esencial de esta evaluación. Debido a su presencia habitual y a su relación de confianza con el paciente, los auxiliares sanitarios suelen estar en primera línea a la hora de recoger los sentimientos del paciente sobre su dolor. Pueden preguntar al paciente sobre la intensidad, la localización y el tipo de dolor que experimenta. Esta comunicación permite orientar mejor las intervenciones, porque cada tipo de dolor requiere una respuesta diferente. Por ejemplo, el dolor neuropático puede requerir un tratamiento específico o intervenciones físicas adaptadas. En algunos casos, las molestias pueden ser más difusas, relacionadas con posturas prolongadas, dolores o debilidad generalizada inducida por el tratamiento. Estas molestias, aunque a menudo se subestiman, pueden afectar gravemente a la calidad de vida del paciente si no se gestionan de forma proactiva.

En este contexto, el auxiliar de enfermería desempeña un papel crucial en la administración de **tratamientos no farmacológicos**, que pueden proporcionar un alivio significativo además de la medicación. Estos tratamientos no farmacológicos, a menudo basados en cuidados físicos, relajación o técnicas de confort, son especialmente valiosos en hematología, donde el dolor y el malestar pueden ser constantes y difíciles de aliviar únicamente con medicación.

Uno de los aspectos clave de los cuidados no farmacológicos es la **movilización y la rehabilitación física**. Los pacientes hematológicos, a menudo encamados o muy debilitados por su tratamiento, sufren regularmente dolores asociados a la inmovilidad: dolores musculares, dolores articulares o dolores asociados a la formación de escaras. El auxiliar de enfermería, en colaboración con los fisioterapeutas, moviliza regularmente al paciente, en función de sus capacidades, para evitar estas molestias. Esto puede incluir cambios regulares de posición, ejercicios de movilización pasiva o la instalación de cojines de posicionamiento para aliviar determinadas zonas del cuerpo. Estas intervenciones ayudan a prevenir el dolor asociado a la inmovilización prolongada y favorecen el confort general del paciente.

Al mismo tiempo, el auxiliar de enfermería puede sugerir **técnicas de relajación** o tratamientos de confort para reducir la sensación de dolor. Gestos sencillos como un ligero masaje en las zonas doloridas, cuidados de higiene suaves para evitar irritaciones o la aplicación de compresas frías o calientes pueden contribuir a mejorar el confort del paciente. Estas técnicas, aunque no son invasivas, suelen proporcionar un alivio significativo, sobre todo a los pacientes que sufren dolor crónico o residual tras el tratamiento. Los masajes, en particular, liberan la tensión muscular y proporcionan un momento de bienestar físico y psicológico.

La **relajación guiada**, la **respiración controlada** y el uso de técnicas de **visualización** positiva son otros métodos que pueden sugerirse a los pacientes con dolor. Estas técnicas, sencillas pero eficaces, ayudan a reducir la percepción del dolor desviando la atención y favoreciendo un estado de calma mental. El auxiliar de enfermería, en virtud de su proximidad y capacidad de escucha, está bien situado para sugerir estos enfoques en los momentos en que el paciente se siente abrumado por el dolor o la ansiedad. Estas intervenciones, aunque no son médicas, ayudan a mejorar el estado emocional del paciente, que desempeña un papel crucial en el tratamiento general del dolor.

Otro aspecto importante de la función del auxiliar de enfermería es la creación de un **entorno tranquilizador**. La comodidad del paciente no sólo depende de los cuidados directos, sino también del ambiente en el que se le atiende. Garantizar que la habitación esté limpia, tranquila y bien iluminada, y que los pacientes tengan acceso a todo lo que necesiten (agua, objetos personales, entretenimiento) contribuye a su bienestar general y puede ayudar a reducir su malestar. Prestar atención a estos pequeños detalles puede hacer que la experiencia hospitalaria sea menos estresante y más llevadera, lo cual es esencial para los pacientes que suelen estar hospitalizados durante largos periodos.

Por último, el auxiliar de enfermería actúa como **mediador** entre el paciente y el equipo de enfermería. Al observar atentamente los cambios en el dolor o las molestias, pueden señalar rápidamente cualquier cambio en el estado del paciente, lo que permite adaptar los analgésicos o los cuidados. Esta comunicación es crucial, ya que evita que el dolor se arraigue o empeore, mejorando así la calidad de vida del paciente.

Apoyo psicológico a los pacientes y sus familias

Escucha y apoyo emocional en el contexto a menudo estresante de la hematología.

La escucha y el apoyo emocional son fundamentales en el trabajo diario en hematología, una especialidad en la que los pacientes no sólo se enfrentan a enfermedades graves, a menudo incapacitantes, sino también a tratamientos largos y duros. Este contexto médico es particularmente difícil para los pacientes, que tienen que hacer frente no sólo al dolor físico y a los efectos secundarios del tratamiento, sino también a la profunda ansiedad asociada a la gravedad de su enfermedad y a las incertidumbres que rodean su futuro estado de salud. Es en este contexto en el que, además de sus competencias técnicas, los asistentes sanitarios desempeñan un papel crucial al ofrecer a los pacientes una escucha atenta y un apoyo emocional constante.

El apoyo emocional suele comenzar con la capacidad de simplemente estar ahí para el paciente, de establecer una relación de confianza basada en la escucha, la atención y la disponibilidad. Para muchos pacientes hematológicos, el hospital se convierte en un lugar familiar, donde pasan largas temporadas debido a tratamientos intensivos como la quimioterapia, los trasplantes de médula ósea o los cuidados postrasplante. Debido a su papel cercano, las enfermeras suelen ser uno de los contactos más habituales, acompañando a los pacientes a diario en momentos de debilidad, duda o dolor. Se convierten en un importante punto de referencia en un entorno médico que a veces se percibe como hostil o aterrador.

Escuchar, en este contexto, va más allá de simplemente oír lo que dice el paciente. Implica **una escucha activa**, lo que significa prestar mucha atención no sólo a las palabras del paciente, sino también a sus silencios, su lenguaje corporal y su estado de ánimo general. Los pacientes con enfermedades hematológicas suelen estar abrumados por emociones complejas: miedo a la muerte, frustración por las limitaciones físicas, preocupaciones por el futuro o sentimientos de aislamiento. Al escuchar, el cuidador ayuda al paciente a verbalizar estas emociones, a poner palabras a lo que siente y a encontrar algún alivio a la ansiedad acumulada. No es raro que los pacientes confíen a su cuidador preocupaciones que no se atreven a expresar a su familia o incluso a su médico, por miedo a preocuparlos. Por eso la escucha debe ser respetuosa, empática y sin prejuicios, proporcionando un espacio seguro para que los pacientes expresen sus emociones.

Cuando se trata de escuchar emocionalmente a los pacientes, **el apoyo psicológico** también adopta la forma de pequeños gestos cotidianos que, aunque aparentemente sencillos, tienen un gran impacto en el estado de ánimo de los pacientes. Ya sea quedarse unos minutos más junto a la cama de un paciente ansioso, cogerle la mano, hablarle para tranquilizarle antes de un tratamiento doloroso o simplemente preguntarle cómo se siente realmente, estos momentos de intercambio ayudan a humanizar la asistencia y aportan consuelo a unos días que a menudo están salpicados de protocolos médicos. Estas interacciones recuerdan a los pacientes que no son sólo su enfermedad o sus síntomas, sino ante todo personas, cuyas emociones y necesidades psicológicas son tan importantes como las físicas.

El **apoyo emocional** ofrecido por el cuidador también se extiende a los familiares de los pacientes, que a menudo se sienten muy angustiados ante la enfermedad de su ser querido. Los familiares, aunque presentes y deseosos de ayudar, pueden sentirse impotentes o desamparados ante la gravedad de la situación. El asistente asistencial puede desempeñar un papel mediador explicando los cuidados, respondiendo a preguntas prácticas o proporcionando apoyo moral a unos familiares agotados. Les ayuda a comprender mejor por lo que está pasando el paciente y les da las herramientas que necesitan para prestarle un mejor apoyo. Esta ayuda es inestimable, porque permite a las familias sentirse más implicadas en el proceso asistencial y menos aisladas ante la preocupación.

También es importante señalar que el apoyo emocional en hematología no se limita a los momentos en que los pacientes se encuentran en la fase aguda de su enfermedad. También se extiende a los periodos de remisión, que, aunque están marcados por un cierto grado de alivio, también pueden dar lugar a temores de recurrencia. Los cuidadores suelen estar a mano para disipar estas ansiedades, ofreciendo un oído reconfortante y palabras alentadoras. Es más, cuando la enfermedad progresa o el tratamiento fracasa, el apoyo al paciente se vuelve aún más crucial. En estos casos, el auxiliar de enfermería no sólo está ahí para aliviar el dolor físico, sino también para ofrecer un apoyo psicológico esencial en momentos de desesperación o profunda tristeza.

Por último, en los casos en que el tratamiento ya no es curativo y el paciente entra en una fase paliativa, el asistente asistencial se convierte en un **pilar de apoyo al final de la vida**. En esta situación especialmente delicada, el papel de apoyo emocional adquiere una dimensión aún más profunda. Los pacientes, que a menudo se enfrentan a la idea de la muerte, necesitan una presencia tranquilizadora, capaz de escuchar sin juzgar y de acompañarles en sus últimos momentos con respeto y dignidad. En este contexto, el asistente asistencial se asegura de que el paciente se sienta arropado, de que no se quede solo ante sus miedos y de que conserve cierto control sobre sus últimos días, respetando sus deseos y garantizando su comodidad. El apoyo emocional también se extiende a los seres queridos del paciente, que también necesitan ser acompañados en su duelo inminente.

Capítulo 3

Procedimientos y técnicas específicas de hematología

Protocolos estrictos de asepsia en hematología

La importancia de las medidas de aislamiento protectoras y de las técnicas de desinfección rigurosas para limitar el riesgo de infección.

En hematología, los pacientes son especialmente vulnerables a las infecciones debido a su inmunosupresión, a menudo inducida por la propia enfermedad o por los tratamientos agresivos que reciben, como quimioterapia, radioterapia o trasplantes de médula ósea. Estos tratamientos afectan gravemente a la producción de células inmunitarias, dejando a los pacientes indefensos frente a los agentes patógenos. En este contexto, prevenir las infecciones se convierte en una prioridad absoluta para garantizar su seguridad y recuperación. Una de las estrategias más eficaces para proteger a estos pacientes es el aislamiento protector, acompañado de rigurosas técnicas de desinfección.

El aislamiento protector es una medida esencial para limitar la exposición de los pacientes inmunodeprimidos a los agentes infecciosos presentes en el entorno hospitalario o portados por las personas de su entorno. Debido a la fragilidad de su sistema inmunitario, estos pacientes pueden desarrollar infecciones graves por bacterias, virus u hongos que normalmente son inofensivos para las personas sanas. El aislamiento pretende crear una barrera entre el paciente y estos agentes patógenos, reduciendo en la medida de lo posible el riesgo de infección exógena. Las salas de aislamiento, a menudo equipadas con sistemas de filtración de aire de flujo laminar, proporcionan un entorno controlado en el que las partículas y los gérmenes se filtran continuamente. De este modo se minimizan los riesgos asociados al aire ambiente, sobre todo en el caso de los pacientes que padecen aplasia de médula ósea, un periodo en el que su organismo prácticamente no produce células sanguíneas, incluidas las de defensa.

En estas habitaciones, cada entrada y salida se supervisa meticulosamente. Los cuidadores, los visitantes e incluso el personal médico deben seguir protocolos estrictos para evitar la introducción de microbios externos. Esto incluye el uso de mascarillas, guantes, batas y, a veces, incluso gorros o cubrezapatos, para limitar el riesgo de contaminación por contacto directo o por el aire. A diario, los auxiliares asistenciales velan por que estas medidas se respeten en todas las circunstancias y desempeñan un papel activo en la aplicación y el mantenimiento de estos protocolos. A menudo son los primeros en recordar a los pacientes la importancia de estas medidas y en asegurarse de que todo el material necesario esté disponible a la entrada de la habitación. Su papel es crucial, porque un solo descuido puede exponer al paciente a un riesgo importante de infección.

La desinfección rigurosa de las superficies, los dispositivos médicos y las manos también forma parte integrante de estas medidas de aislamiento. Los pacientes inmunodeprimidos son especialmente sensibles a las infecciones nosocomiales, que pueden transmitirse por simple contacto con superficies contaminadas o instrumentos no estériles. Por ello, los asistentes sanitarios y el personal de enfermería deben cumplir unas normas de asepsia estrictas. Cada procedimiento debe ir precedido de una desinfección meticulosa de las manos, con una solución hidroalcohólica o lavándolas con agua y jabón según los protocolos vigentes. Esto incluye no sólo lavarse las manos antes y después de cada contacto con el paciente, sino también después de manipular cualquier objeto o equipo en el entorno del paciente.

Los dispositivos médicos, como los catéteres venosos centrales, las vías periféricas y las cámaras implantables, también son potenciales puntos de entrada de infecciones. El mantenimiento de estos dispositivos exige un rigor absoluto en materia de asepsia. Todas las manipulaciones deben realizarse en condiciones estériles, cambiando los apósitos con regularidad y vigilando continuamente la aparición de signos de infección, como enrojecimiento, hinchazón o secreción purulenta alrededor de los lugares de inserción. El auxiliar de enfermería, como profesional local, desempeña un papel clave en este seguimiento diario, detectando rápidamente los signos de alarma y alertando al equipo de enfermería o médico en caso necesario.

La limpieza de las superficies de la habitación del paciente es otro aspecto esencial de la prevención de infecciones. Todo lo que entra en contacto con el paciente o su entorno inmediato debe desinfectarse con regularidad: tiradores de las puertas, botones de las alarmas, mandos a distancia, muebles, etc. Estas superficies, a menudo manipuladas por el paciente o el personal asistencial, pueden convertirse en vectores de transmisión si no se desinfectan con regularidad y rigor. Por ello, los auxiliares asistenciales velan por que estos protocolos de limpieza se respeten escrupulosamente a lo largo del día. Esto incluye también el cambio frecuente de ropa de cama y de vestir, sobre todo si el paciente está sudando, sangra o tiene secreciones.

Además de estas medidas técnicas, se requiere constantemente la vigilancia del personal de enfermería para identificar los signos de infección en cuanto aparecen. Incluso en un entorno protegido, los pacientes pueden desarrollar infecciones internas u oportunistas, a menudo relacionadas con su propia flora microbiana. Estas infecciones pueden manifestarse como fiebre, escalofríos, taquicardia, dolor localizado o signos más discretos, como un cambio en el estado general. Debido a su estrecho contacto diario con el paciente, los auxiliares sanitarios suelen ser los primeros en observar estos síntomas e informar al equipo médico, lo que permite una intervención rápida. Una infección detectada a tiempo puede tratarse rápidamente con antibióticos, antivirales o antifúngicos, mientras que un retraso en la detección puede dar lugar a complicaciones graves, como la septicemia.

También es importante mencionar que la desinfección y el aislamiento protector no sólo afectan al entorno hospitalario. Las enfermeras desempeñan un papel crucial en la educación de los pacientes y sus familias sobre las buenas prácticas de higiene en casa, sobre todo para los que abandonan el hospital tras un trasplante o quimioterapia intensiva. Aconsejan sobre las medidas que hay que tomar para minimizar el riesgo de infección: lavarse las manos con frecuencia, llevar mascarilla en público, limitar el contacto con personas enfermas y precauciones alimentarias (evitar los alimentos crudos o poco cocinados). Esta educación es esencial para garantizar la continuidad de las medidas de protección una vez que el paciente regresa a casa.

Manipulación y mantenimiento de catéteres venosos centrales (CVC), vías venosas periféricas y cámaras implantables.
Las responsabilidades de los auxiliares asistenciales en el cuidado y seguimiento de estos dispositivos.

Los auxiliares sanitarios desempeñan un papel fundamental en el cuidado y la vigilancia de los dispositivos médicos utilizados en hematología, en particular los catéteres venosos centrales, las vías periféricas y las cámaras implantables. Estos dispositivos son esenciales para administrar tratamientos como la quimioterapia o las transfusiones de sangre, pero también representan posibles puntos de entrada de infecciones. Debido a la mayor vulnerabilidad de los pacientes inmunodeprimidos, la gestión de estos dispositivos requiere un rigor absoluto y una vigilancia constante. Por su proximidad diaria al paciente, los auxiliares de enfermería participan directamente en el mantenimiento, la observación y la prevención de las complicaciones asociadas a estos dispositivos.

Una de las primeras responsabilidades del asistente sanitario es garantizar la **asepsia** durante los cuidados rutinarios en torno a estos dispositivos. La asepsia es crucial para evitar la contaminación de los lugares de inserción, ya que una infección introducida a través de un catéter o una cámara implantable puede propagarse rápidamente por todo el organismo y provocar complicaciones graves como la septicemia. Esto significa que deben seguirse procedimientos estrictos de desinfección antes de manipular el dispositivo, ya sea para cambiar un apósito, recolocar un tubo o limpiar el lugar de inserción. Los asistentes sanitarios deben utilizar sistemáticamente material estéril, desinfectarse las manos con una solución hidroalcohólica y llevar guantes estériles antes de tocar los dispositivos. También deben asegurarse de que todo el material utilizado para los cuidados (compresas, desinfectantes, apósitos) cumple los protocolos de higiene vigentes en el servicio.

El **cuidado de los catéteres venosos centrales** es una tarea especialmente delicada, ya que estos dispositivos se insertan profundamente en el cuerpo y proporcionan una vía directa al torrente sanguíneo. Los pacientes hematológicos, que a menudo reciben quimioterapia o fármacos inmunosupresores, son extremadamente susceptibles de contraer infecciones a través de estos catéteres. El auxiliar de enfermería es responsable de mantener el lugar de inserción limpio y seco, asegurándose de que los apósitos se cambien regularmente de acuerdo con estrictos protocolos de desinfección. Cada cambio de apósito debe realizarse con sumo cuidado para evitar mover o contaminar el catéter. Además, el asistente sanitario debe comprobar diariamente el estado del lugar de inserción para detectar signos de infección, como enrojecimiento, hinchazón, dolor o secreción. Si aparece alguno de estos signos, debe alertar inmediatamente al equipo médico o de enfermería para una evaluación rápida y un tratamiento precoz.

La **monitorización de los dispositivos**, ya sea un catéter central o una cámara implantable, también forma parte integrante de la función del auxiliar de enfermería. Esta vigilancia va más allá de la simple observación visual del lugar de inserción. Deben estar atentos a cualquier signo de mal funcionamiento o complicación, como la obstrucción del catéter, la extravasación (fuga de líquido a los tejidos circundantes) o un dolor inusual comunicado por el paciente. Por ejemplo, si un paciente se queja de dolor torácico o dificultades respiratorias después de utilizar un catéter venoso central, puede ser un signo de embolia o desplazamiento del dispositivo, que requiere intervención médica inmediata. Al estar atento a estas quejas o síntomas, el auxiliar de enfermería desempeña un papel clave en la detección precoz de estas complicaciones.

Otro aspecto importante de la gestión de dispositivos es la **prevención de la trombosis**. Los pacientes con catéteres venosos centrales o cámaras implantables corren un mayor riesgo de que se formen coágulos sanguíneos en el lugar del dispositivo, lo que puede dar lugar a complicaciones graves como una embolia pulmonar. Los cuidadores deben estar alerta ante cualquier dolor, enrojecimiento o hinchazón en el brazo o el tórax del lado donde está colocado el catéter, lo que podría indicar una trombosis. Además de esta vigilancia clínica, suelen participar en la movilización periódica de los pacientes, ya que la inmovilidad prolongada puede favorecer la formación de coágulos. La movilización ayuda a estimular la circulación sanguínea, reduciendo así este riesgo.

La **relación con el paciente** en el manejo de estos dispositivos también es esencial. Los cuidadores deben informar y educar a los pacientes sobre la importancia de cuidar estos dispositivos, en particular evitando tocar el catéter o el lugar de inserción sin desinfectarse las manos, o informando de cualquier signo de malestar o infección. Esta educación es especialmente importante cuando los pacientes tienen que volver a casa con un catéter o una cámara implantable, ya que entonces tendrán que proporcionar ellos mismos parte de los cuidados y el seguimiento. El auxiliar de enfermería desempeña aquí una función pedagógica, explicando al paciente cómo cuidar su dispositivo, qué precauciones debe tomar y qué signos deben alertarle para que busque ayuda rápidamente.

Por último, la **gestión de las transfusiones** e infusiones a través de estos dispositivos requiere especial atención. Los pacientes hematológicos requieren con frecuencia infusiones de hemoderivados (plaquetas, glóbulos rojos), quimioterapia u otros fármacos. Los cuidadores deben asegurarse de que las infusiones estén correctamente conectadas y supervisar su administración para evitar fugas o complicaciones. También deben comprobar periódicamente que el catéter o la vía periférica no estén obstruidos y que el flujo sea correcto. La vigilancia constante es necesaria para evitar el riesgo de errores de medicación o complicaciones relacionadas con una infusión incorrecta.

Toma de muestras y cuidados de los pacientes sometidos a quimioterapia

Precauciones que deben tomarse y apoyo a los pacientes sometidos a quimioterapia.

La quimioterapia es uno de los tratamientos más comunes y eficaces para los pacientes con cánceres hematológicos, como la leucemia, el linfoma o el mieloma. Sin embargo, debido a su modo de acción, que se dirige no sólo a las células cancerosas sino también a las células sanas que se dividen rápidamente, la quimioterapia tiene una serie de efectos secundarios. Por este motivo, es esencial apoyar a los pacientes sometidos a quimioterapia y tomar precauciones específicas para minimizar los riesgos y mejorar su calidad de vida durante este período de prueba. Los cuidadores desempeñan un papel fundamental en este proceso, vigilando de cerca los efectos secundarios, proporcionando apoyo moral y ayudando activamente a prevenir complicaciones.

Una de las primeras precauciones que hay que tomar es controlar el **riesgo de infección**, ya que la quimioterapia debilita profundamente el sistema inmunitario al reducir la producción de glóbulos blancos, dejando a los pacientes vulnerables a las infecciones. Los cuidadores deben asegurarse de que se mantiene un entorno estrictamente aséptico alrededor del paciente. Esto incluye una atención rigurosa a los protocolos de higiene, incluido el lavado frecuente de manos, la desinfección de superficies y el uso de guantes y mascarillas durante los cuidados. La vigilancia de signos de infección, como fiebre, escalofríos o la aparición de enrojecimiento o dolor alrededor de dispositivos médicos (como catéteres), también forma parte de las responsabilidades diarias del cuidador. Cualquier signo de infección debe notificarse inmediatamente, ya que incluso una infección leve puede convertirse rápidamente en grave en un paciente sometido a quimioterapia.

Además del riesgo de infección, las **náuseas y los vómitos** son efectos secundarios muy frecuentes de la quimioterapia. Aunque estos síntomas pueden controlarse parcialmente con fármacos antieméticos, pueden provocar deshidratación y debilidad general. El cuidador debe asegurarse de que el paciente esté bien hidratado y fomentar una dieta ligera y fraccionada para evitar agravar las náuseas. También puede sugerir técnicas no medicinales para ayudar al paciente a controlar mejor estos síntomas, como la relajación o el uso de compresas frías. El control de la hidratación es crucial, ya que puede producirse rápidamente una deshidratación grave como consecuencia de los vómitos repetidos, lo que hace necesaria la rehidratación intravenosa.

El control de las constantes vitales también es esencial para los pacientes sometidos a quimioterapia. La quimioterapia puede afectar a la función cardiaca, provocando variaciones de la tensión arterial, la frecuencia cardiaca o dificultades respiratorias. El asistente sanitario, en colaboración con el equipo de enfermería, debe controlar periódicamente las constantes vitales para detectar cualquier anomalía y actuar en consecuencia. Una monitorización cuidadosa puede prevenir o detectar complicaciones graves en una fase temprana, como la cardiotoxicidad ligada a determinados agentes quimioterapéuticos.

El tratamiento del dolor es uno de los principales retos para los pacientes sometidos a quimioterapia, ya que este tratamiento puede provocar dolor difuso, dolor neuropático o dolor óseo, dependiendo de las sustancias utilizadas y de la reacción del organismo. Los cuidadores desempeñan un papel clave en la evaluación diaria del dolor preguntando a los pacientes cómo se sienten y observando los signos no verbales de sufrimiento. También pueden proporcionar alivio mediante técnicas no medicinales, como ligeros masajes, cambios de postura o el uso de cojines de confort para reducir los puntos de presión. También se aseguran de que los analgésicos prescritos se administran correctamente y de que son eficaces, informando rápidamente al equipo asistencial de cualquier ineficacia o empeoramiento del dolor.

Otro aspecto fundamental del apoyo a los pacientes sometidos a quimioterapia es la gestión de **los problemas bucodentales**, como la mucositis, que es una inflamación de las mucosas de la boca muy frecuente en estos pacientes. La mucositis puede hacer que comer sea doloroso, complicar la hidratación y favorecer las infecciones. El cuidador debe velar por que el paciente adopte una buena higiene bucal, ofreciéndole colutorios antisépticos suaves y asegurándose de que la boca esté bien hidratada. También es importante adaptar la dieta del paciente para evitar cualquier alimento irritante o ácido que pueda agravar la situación.

Además de los cuidados físicos, el apoyo **psicológico y emocional** a los pacientes sometidos a quimioterapia es esencial. Este tratamiento no sólo es físicamente agotador, sino también psicológicamente difícil de soportar. Los pacientes pueden experimentar gran fatiga, ansiedad, cambios en su imagen corporal (debido a la caída del cabello, por ejemplo) y angustia emocional relacionada con la incertidumbre del tratamiento. A través de su contacto regular con los pacientes, los cuidadores pueden ofrecer un apoyo moral inestimable escuchando, animando a los pacientes a expresar sus miedos y dudas y proporcionando consuelo en los momentos difíciles. Esta relación de confianza contribuye a aliviar el aislamiento que sienten los pacientes y les ayuda a afrontar los retos psicológicos que impone el tratamiento.

Además, es importante que el cuidador ayude a **educar al paciente** sobre su tratamiento y las precauciones que debe tomar. Esto puede incluir consejos sobre cómo controlar los efectos secundarios, las precauciones que hay que tomar para evitar infecciones en el hogar y cómo adaptar las actividades diarias a los niveles de energía. Una buena información permite a los pacientes comprender mejor lo que están viviendo y tomar parte activa en su cuidado, lo que puede reducir la ansiedad y reforzar su sensación de control sobre la enfermedad.

Por último, el cuidado de los pacientes sometidos a quimioterapia requiere un enfoque **multidisciplinar**, en el que el cuidador trabaja en estrecha colaboración con enfermeros, médicos, psicólogos, dietistas y otros profesionales sanitarios. Esta coordinación garantiza que se tengan en cuenta todos los aspectos del bienestar del paciente, ya sea el tratamiento de los síntomas físicos, el apoyo emocional o las necesidades nutricionales.

Cuidados postrasplante de médula ósea
Cuidados específicos para los pacientes tras un trasplante, incluida la gestión de los efectos secundarios.

La atención a los pacientes tras un trasplante de médula ósea, también conocido como trasplante de células madre hematopoyéticas, es especialmente compleja y requiere una atención rigurosa debido a los numerosos retos médicos y fisiológicos a los que se enfrentan estos pacientes. Tras un trasplante, los pacientes suelen encontrarse en un estado de gran vulnerabilidad, tanto inmunológica como física, y la gestión de los efectos secundarios se convierte en una cuestión crucial. Los cuidadores desempeñan un papel fundamental en esta atención integral, realizando un seguimiento estrecho y personalizado para prevenir complicaciones, apoyar a los pacientes durante su convalecencia y mejorar su calidad de vida.

Uno de los aspectos más importantes de la atención postrasplante es el **control riguroso de la inmunosupresión**. Después de un trasplante, el sistema inmunitario del paciente está considerablemente debilitado como consecuencia de los tratamientos intensivos (quimioterapia o radioterapia) recibidos antes del trasplante, y del hecho de que las nuevas células trasplantadas tardan en reconstituirse y recuperar su función inmunitaria. Durante este periodo, el riesgo de infección es extremadamente alto. A menudo se aísla a los pacientes para limitar su exposición a agentes patógenos. En este contexto, el auxiliar de enfermería debe velar por que se respeten escrupulosamente todas las medidas de asepsia: uso de guantes y mascarillas, desinfección de las superficies y lavado frecuente de las manos. También deben velar por que todo el personal de enfermería y los visitantes respeten estos protocolos para proteger al paciente.

Además de estas precauciones de aislamiento, el auxiliar de enfermería debe vigilar de cerca la aparición de **signos de infección**, ya que incluso una infección menor puede degenerar rápidamente en un paciente inmunodeprimido. Los controles periódicos de la temperatura, la observación de los lugares de inserción de catéteres o vías venosas y la evaluación de signos clínicos como fiebre, escalofríos, tos o dolor localizado forman parte de los cuidados diarios. Cualquier signo sospechoso de infección debe comunicarse inmediatamente al equipo médico para una intervención rápida, ya que una infección no tratada puede dar lugar a complicaciones graves, como la sepsis.

Junto a los riesgos de infección, otro importante efecto secundario del trasplante es **el síndrome injerto contra huésped (SVIH)**, una complicación frecuente y temida. Se produce cuando las células inmunitarias del donante (el injerto) atacan a las células del receptor (el huésped), consideradas extrañas. El síndrome puede ser agudo o crónico y afectar a diversos órganos como la piel, el hígado y el tubo digestivo. El cuidador desempeña un papel vital en la detección precoz de los signos de HVG, vigilando diariamente la piel (para detectar enrojecimiento, erupciones o picor), las heces (para detectar diarrea grave) y el estado general del paciente (pérdida de apetito, dolor abdominal, coloración amarillenta de la piel). También es responsable de garantizar que los tratamientos prescritos para prevenir o aliviar la HVG, como los inmunosupresores, se administren correctamente.

Los **efectos secundarios gastrointestinales** también son frecuentes tras un trasplante, sobre todo en pacientes con EICH. La diarrea, las náuseas, los vómitos y el dolor abdominal son síntomas frecuentes y pueden tener un impacto significativo en la calidad de vida y el estado nutricional del paciente. El cuidador debe asegurarse de que el paciente permanezca bien hidratado y vigilar el equilibrio de líquidos, ya que las pérdidas importantes de líquidos debidas a la diarrea o los vómitos pueden conducir rápidamente a la deshidratación. También puede ayudar al paciente a adaptar su dieta a su tolerancia digestiva, ofreciéndole comidas ligeras y fáciles de digerir, al tiempo que controla la ingesta nutricional para evitar la desnutrición.

También es esencial **vigilar la función hepática** y detectar signos de daño hepático, ya que el hígado puede ser un objetivo de la HVG. Los cuidadores deben estar atentos a síntomas como ictericia (coloración amarillenta de la piel y los ojos), picor, fatiga excesiva y cambios en el color de las heces o la orina. Estos signos deben notificarse sin demora para permitir un tratamiento rápido, ya que el daño hepático no tratado puede llegar a ser muy grave.

También son frecuentes **las complicaciones hematológicas** relacionadas con el trasplante, como la anemia, la trombocitopenia (disminución de plaquetas) o la neutropenia (disminución de glóbulos blancos). Los cuidadores deben estar especialmente atentos a los signos de hemorragia en pacientes con trombocitopenia, como hemorragias nasales, hematomas o sangrado de las encías. Del mismo modo, la vigilancia de los signos de anemia, como palidez, fatiga intensa o mareos, es esencial para adaptar los cuidados y anticiparse a cualquier transfusión de sangre u otras intervenciones médicas.

Junto a los cuidados físicos, el apoyo **psicológico y emocional** a los pacientes postrasplantados es crucial. Después de un trasplante, los pacientes pueden experimentar una gran fatiga emocional y moral, debido al aislamiento prolongado, las incertidumbres sobre el éxito del trasplante o los múltiples efectos secundarios a los que tienen que hacer frente. Al estar cerca del paciente, el auxiliar de enfermería puede ofrecer un oído atento y empático, que permita a los pacientes expresar sus temores, dudas y ansiedades. Este apoyo es tanto más importante cuanto que el proceso de recuperación tras un trasplante suele ser largo y estar lleno de momentos difíciles. Los cuidadores también pueden ayudar a los pacientes a mantener el vínculo con sus seres queridos, facilitando la comunicación y las visitas en cumplimiento de los protocolos de aislamiento.

Por último, es esencial recordar que la atención postrasplante forma parte de un **enfoque multidisciplinar**. Los cuidadores trabajan en estrecha colaboración con enfermeros, médicos, psicólogos, dietistas y fisioterapeutas para proporcionar una atención integral adaptada a las necesidades específicas de cada paciente. Cada miembro del equipo asistencial aporta su experiencia para garantizar que la atención sea coordinada, exhaustiva y cumpla los requisitos de una situación médica compleja.

Capítulo 4

Gestión de las complicaciones en hematología

Infecciones: mayor vigilancia en pacientes inmunodeprimidos
Identificación de signos de infección, gestión de precauciones
adicionales.

Identificar los signos de infección en los pacientes hematológicos
es una prioridad absoluta, ya que estos pacientes, que a menudo
están inmunodeprimidos como consecuencia de su enfermedad o
de tratamientos como la quimioterapia o los trasplantes de médula
ósea, son especialmente vulnerables a las infecciones. Una
infección, aunque sea leve en una persona sana, puede convertirse
rápidamente en grave o incluso mortal en estos pacientes. La
capacidad de detectar signos de infección en una fase temprana,
así como la gestión de precauciones adicionales para evitar la
propagación de gérmenes, son por tanto responsabilidades
esenciales para el auxiliar de cuidados.

La identificación de **los signos de infección** comienza con un
riguroso seguimiento clínico diario. Uno de los primeros
indicadores de infección suele ser la **fiebre**, aunque sea leve. En
pacientes con insuficiencia de la médula ósea o sometidos a
tratamiento intensivo, una temperatura corporal superior a 38 °C
ya es motivo de preocupación y debe notificarse inmediatamente,
pues puede indicar el inicio de la infección. Es importante señalar
que en algunos pacientes gravemente inmunodeprimidos, la
infección puede no ir acompañada de una fiebre evidente, por lo
que la vigilancia de otros signos es aún más crucial.

Además de la temperatura, los cuidadores deben estar atentos a
otros signos de infección **sistémica**, como **escalofríos**,
sudoración excesiva, **aumento de la frecuencia cardiaca**
(taquicardia) o **fatiga inexplicable**. Estas manifestaciones,
aunque a veces discretas, pueden ser signos precoces de una
infección sistémica en desarrollo. Del mismo modo, síntomas
específicos como la **tos persistente** o la dificultad respiratoria
pueden sugerir una infección respiratoria, mientras que el dolor
abdominal, la diarrea o los vómitos pueden indicar una infección
gastrointestinal.

También es esencial vigilar **los lugares de inserción de los dispositivos médicos**, como catéteres o cámaras implantables, que son los principales puntos de entrada de las infecciones. El enrojecimiento, la hinchazón, el calor localizado o la secreción purulenta alrededor del lugar de inserción son signos de alarma que deben notificarse inmediatamente, ya que pueden revelar una infección local que podría propagarse rápidamente al torrente sanguíneo.

Cuando se detecta cualquiera de estos signos, el cuidador debe informar rápidamente al equipo médico para permitir una intervención rápida. Las infecciones pueden progresar muy rápidamente en pacientes inmunodeprimidos, y un tratamiento tardío puede provocar complicaciones graves, como la sepsis. Por lo tanto, es imperativo que cualquier sospecha de infección se tome en serio y se trate sin demora.

Además de identificar las infecciones, el asistente sanitario desempeña un papel crucial en la **gestión de las precauciones adicionales**, que son medidas específicas establecidas para limitar la propagación de infecciones, tanto dentro de la sala como a otros pacientes. Estas precauciones varían en función del tipo de infección sospechada o confirmada, pero suelen incluir varios niveles de protección.

Las precauciones estándar consisten en aplicar sistemáticamente medidas de higiene reforzadas para cualquier contacto con el paciente o su entorno. Esto incluye lavarse las manos con soluciones hidroalcohólicas antes y después de cada interacción con el paciente, y utilizar guantes, mascarillas y batas cuando sea necesario. En algunos casos, deben aplicarse precauciones más estrictas, conocidas como **precauciones de aislamiento**, para evitar la transmisión de determinados gérmenes por el aire, las gotitas o el contacto directo. Esto puede implicar aislar completamente al paciente en una habitación específica, equipada con sistemas de filtración de aire, donde el acceso esté limitado y estrictamente supervisado.

El auxiliar asistencial se asegura de que todos los miembros del equipo asistencial, así como los visitantes, cumplan estos estrictos protocolos de aislamiento y desinfección. Esto incluye el uso de ropa específica, la restricción de movimientos dentro y fuera de la habitación del paciente, y la limpieza y desinfección periódicas de las superficies tocadas por el paciente. Estas medidas son especialmente importantes para prevenir la propagación de infecciones nosocomiales (infecciones contraídas en el hospital), que representan un gran peligro para los pacientes hematológicos.

Otro aspecto clave de las precauciones adicionales es la gestión de los **residuos médicos y la ropa sucia**, que deben manipularse con cuidado para evitar la contaminación cruzada. El asistente sanitario se asegura de que estos residuos se eliminen de acuerdo con los protocolos vigentes, utilizando bolsas de un solo uso y garantizando que el material potencialmente contaminado no entre en contacto con otras superficies.

En algunos casos, los pacientes con una infección requieren una vigilancia y unos cuidados específicos en términos de **nutrición** e **hidratación**, ya que la infección puede debilitar aún más un organismo ya de por sí frágil. En estos casos, el auxiliar de enfermería se encarga de que el paciente coma correctamente y reciba líquidos suficientes para evitar la deshidratación, adaptando al mismo tiempo la dieta a la tolerancia digestiva del paciente.

Por último, un aspecto a menudo olvidado pero esencial de la gestión de las precauciones adicionales es la **educación de los pacientes y sus familias**. Los auxiliares sanitarios desempeñan un papel importante a la hora de explicar las medidas que deben seguirse para minimizar el riesgo de infección, sobre todo en el caso de los pacientes que tienen que volver a casa tras la hospitalización. Indican a los pacientes y sus familias qué deben hacer (por ejemplo, lavarse las manos con regularidad, llevar mascarilla, evitar los lugares públicos) y qué precauciones deben tomar en su entorno cotidiano para evitar la contaminación. Esto no sólo refuerza la seguridad del paciente en el hospital, sino que también garantiza que esta vigilancia continúe cuando regrese a casa.

Hemorragias y otras urgencias hematológicas
Reconocimiento de los signos de hemorragia interna o externa, gestión rápida.

Reconocer los signos de hemorragia, ya sea interna o externa, en los pacientes hematológicos es una tarea crucial que requiere una vigilancia constante. Los pacientes con enfermedades hematológicas, en particular los sometidos a quimioterapia o trasplante de médula ósea, suelen presentar un alto riesgo de hemorragia debido a la trombocitopenia (recuento bajo de plaquetas) o a trastornos de la coagulación. Estos pacientes pueden sufrir hemorragias internas o externas, a veces difíciles de detectar al principio, pero que deben tratarse rápidamente para evitar complicaciones graves o incluso mortales.

Reconocer los signos de una hemorragia externa es más sencillo, pero sigue requiriendo una observación cuidadosa. Las hemorragias externas se manifiestan en forma de hemorragias visibles, como epistaxis (sangrado de la nariz), gingivorragia (sangrado de las encías) o hemorragias prolongadas tras una lesión o inyección. Estos síntomas deben tomarse muy en serio, aunque parezcan leves, ya que un paciente con trombocitopenia puede sangrar profusamente por lesiones pequeñas o zonas fácilmente irritables. Los cuidadores deben estar especialmente atentos a estos signos durante la higiene diaria o el cuidado de la boca, vigilando las encías y tomando precauciones para evitar provocar hemorragias al cepillarse o manipular los dientes.

Otros signos externos, como la aparición de equimosis (hematomas espontáneos) en la piel sin traumatismo aparente, también son indicadores de hemorragia subcutánea. Estos hematomas, a menudo difusos y múltiples, indican que el cuerpo está sangrando bajo la piel, y su aparición debe alertar inmediatamente al cuidador. La piel es una barrera preciosa, y estos hematomas indican una fragilidad vascular importante debida a un descenso de las plaquetas, que requiere mayor atención.

Los **signos** más sutiles **de hemorragia interna** suelen ser más difíciles de detectar, ya que no van necesariamente acompañados de manifestaciones externas inmediatas. Sin embargo, varios indicadores clínicos pueden revelar que se está produciendo una hemorragia interna. Los síntomas pueden incluir palidez repentina, sudores fríos, sensación de debilidad o mareo y taquicardia (aumento de la frecuencia cardiaca), ya que el organismo intenta compensar la pérdida de sangre aumentando el gasto cardiaco. Los pacientes también pueden experimentar dolor abdominal o torácico, cefaleas intensas o un descenso repentino de la tensión arterial, todos ellos signos de que la sangre se está acumulando en una cavidad interna.

Los signos más específicos dependen de la localización de la hemorragia interna. Por ejemplo, un paciente que sufre una hemorragia gastrointestinal puede presentar heces negras y alquitranadas (melena) o vomitar sangre (hematemesis). La hemorragia cerebral, por su parte, puede manifestarse con trastornos de la conciencia, cefaleas súbitas e intensas o trastornos neurológicos como debilidad muscular o problemas de visión. En todos estos casos, es esencial un tratamiento rápido para evitar daños irreversibles o mortales.

Cuando se sospecha una hemorragia, la **gestión inmediata** se basa en una serie de acciones coordinadas. El auxiliar de enfermería desempeña un papel fundamental a la hora de detectar los signos de alarma y alertar rápidamente al equipo médico. Una comunicación eficaz es crucial para garantizar una respuesta rápida y coordinada a una situación potencialmente crítica.

En caso de **hemorragia externa**, el primer paso es intentar controlar la hemorragia. Esto puede incluir aplicar compresión directa en la zona sangrante, utilizando una compresa estéril o un paño limpio. Si la hemorragia es grave, es esencial mantener esta presión hasta que el equipo médico pueda intervenir. En caso de hemorragia nasal, es aconsejable inclinar ligeramente la cabeza del paciente hacia delante y pellizcar la nariz para intentar detener la hemorragia. Si la hemorragia está relacionada con un dispositivo médico, como un catéter, debe inspeccionarse cuidadosamente el lugar para asegurarse de que no hay fugas importantes, e informar inmediatamente al equipo sanitario.

En caso de **hemorragia interna**, el tratamiento requiere una rápida evaluación médica y, a menudo, pruebas de imagen o biológicas para localizar la hemorragia y evaluar su gravedad. Sin embargo, antes de que llegue la asistencia médica, el auxiliar de cuidados puede ayudar a estabilizar al paciente asegurándose de que permanezca en decúbito supino, controlando sus constantes vitales (frecuencia cardiaca, tensión arterial) y ofreciéndole apoyo psicológico para reducir la ansiedad, que puede empeorar la situación.

Uno de los tratamientos de urgencia más comunes para las hemorragias en pacientes hematológicos es **la transfusión de plaquetas**. Cuando la hemorragia se debe a una trombocitopenia grave, la transfusión de plaquetas restablece la capacidad de coagulación de la sangre y detiene la hemorragia. El auxiliar de enfermería desempeña un papel importante preparando al paciente para la transfusión, controlando los parámetros vitales antes, durante y después del procedimiento, y asegurándose de que todo se desarrolla en condiciones óptimas de seguridad.

Además de la transfusión, pueden administrarse fármacos hemostáticos para favorecer la coagulación. El auxiliar de enfermería se asegura de que estos tratamientos se administran según lo prescrito y vigila atentamente los posibles efectos secundarios.

Por último, tras la hemorragia, el auxiliar de enfermería desempeña un papel de vigilancia y **prevención de las recidivas**.

Esto incluye una mayor vigilancia de los puntos de punción, los dispositivos médicos o cualquier signo de infección que pudiera debilitar aún más los vasos sanguíneos. También es esencial limitar los procedimientos invasivos innecesarios, como las inyecciones intramusculares o la toma repetida de muestras, en pacientes con alto riesgo de hemorragia.

Efectos secundarios del tratamiento: seguimiento especial
Quimioterapia, radioterapia, inmunoterapia: control de las náuseas, la mucositis y la fatiga extrema.

El cuidado de los pacientes sometidos a quimioterapia, radioterapia o inmunoterapia requiere una atención especial debido a los graves efectos secundarios que provocan estos tratamientos. Entre estos efectos, las náuseas, la mucositis y la fatiga extrema figuran entre los más frecuentes y angustiosos. Pueden tener un impacto considerable en la calidad de vida de los pacientes, tanto física como emocionalmente, y requieren una gestión adecuada, continuada y coordinada. El auxiliar de enfermería desempeña un papel esencial en esta gestión, siendo a la vez un observador vigilante de los signos de estos efectos secundarios, un apoyo en la administración de los cuidados y un interlocutor comprensivo con el paciente.

Las náuseas y los vómitos, a menudo asociados a la quimioterapia, pero también a la radioterapia y, en algunos casos, a la inmunoterapia, son efectos secundarios especialmente debilitantes. Generalmente están causados por la irritación de las células del estómago y los centros nerviosos responsables del reflejo del vómito. El tratamiento de las náuseas comienza con la prevención y la administración de antieméticos, prescritos por el equipo médico para controlar estos síntomas. Sin embargo, estos fármacos no siempre son totalmente eficaces, y ahí es donde entra en juego el auxiliar de enfermería para aliviar al paciente a diario.

En primer lugar, el auxiliar de enfermería debe asegurarse de que el paciente toma su medicación antiemética antes de la quimioterapia o la radioterapia, según lo prescrito. A continuación, es importante adaptar la dieta del paciente. Las comidas ligeras, divididas y a temperatura ambiente pueden ayudar a reducir las náuseas. Deben evitarse los alimentos grasos, picantes o demasiado ricos en fibra, ya que pueden agravar la sensación de náuseas. Además, debe animarse a los pacientes a mantenerse bien hidratados bebiendo pequeños sorbos de agua o bebidas sin gas a lo largo del día, ya que la deshidratación puede exacerbar los vómitos. Los cuidadores también pueden sugerir métodos no medicinales, como el uso de jengibre en forma de infusión o dulces, conocido por sus propiedades antieméticas naturales.

Además de las náuseas, **la mucositis**, o inflamación de las mucosas de la boca y el tubo digestivo, es otro efecto secundario frecuente, sobre todo en pacientes sometidos a quimioterapia y radioterapia dirigidas a la cabeza, el cuello o el tubo digestivo. La mucositis se manifiesta por dolor intenso, ulceraciones y dificultad para comer, beber y hablar, lo que puede provocar desnutrición y gran sufrimiento para el paciente.

El tratamiento de la mucositis se basa en una higiene bucal meticulosa y en la prevención de infecciones secundarias. El cuidador se asegura de que el paciente utilice colutorios antisépticos con regularidad, utilizando soluciones suaves y no irritantes para limpiar la boca sin agravar las lesiones. Deben utilizarse cepillos de dientes suaves para evitar irritar las encías sensibles o las mucosas, y es aconsejable evitar el uso de productos que contengan alcohol, que pueden resecar la boca y aumentar el dolor.

La dieta también desempeña un papel esencial en el tratamiento de la mucositis. Se debe animar a los pacientes a comer alimentos blandos que sean fáciles de tragar y a evitar los alimentos picantes, ácidos o excesivamente calientes, que pueden irritar aún más la boca. En algunos casos, puede ser necesaria la administración de suplementos nutricionales líquidos para garantizar una ingesta calórica adecuada cuando los alimentos sólidos resulten demasiado dolorosos.

Aliviar el dolor asociado a la mucositis es una prioridad, y el cuidador debe estar atento a las quejas del paciente sobre el dolor oral. Si el dolor es intenso, se pueden ofrecer analgésicos tópicos o soluciones anestésicas locales antes de las comidas, para que el paciente pueda comer con menos molestias. La colaboración con el equipo médico y de enfermería es esencial para ajustar el tratamiento del dolor a las necesidades del paciente.

La fatiga extrema, o astenia, es otro de los principales efectos secundarios de los tratamientos oncológicos. Los pacientes suelen describirla como una fatiga profunda y abrumadora que no desaparece con el reposo. Esta fatiga puede estar causada por la anemia inducida por la quimioterapia, el daño a los tejidos sanos durante la radioterapia o la activación excesiva del sistema inmunitario durante los tratamientos de inmunoterapia.

Para gestionar esta fatiga, el cuidador desempeña un papel clave animando al paciente a equilibrar los periodos de actividad y descanso. A menudo es necesario reajustar la rutina diaria del paciente para evitar que se agote intentando mantener su nivel habitual de actividad. Un ritmo adaptado, alternando actividades ligeras y periodos de descanso, puede ayudar a gestionar mejor el agotamiento. Hay que animar a los pacientes a que escuchen a su cuerpo y no hagan esfuerzos cuando se sientan demasiado cansados.

La dieta y la hidratación también son importantes para controlar la fatiga. El cuidador puede asegurarse de que el paciente reciba comidas equilibradas y ricas en nutrientes para ayudar al organismo durante el tratamiento. Una buena hidratación también es crucial, ya que la deshidratación puede exacerbar la fatiga.

El apoyo psicológico es un aspecto igualmente esencial del tratamiento de la fatiga. La fatiga extrema puede tener repercusiones emocionales significativas, haciendo que algunos pacientes se sientan desamparados o deprimidos. Escuchando atentamente y prestando apoyo, el cuidador puede ayudar a los pacientes a expresar estos sentimientos, normalizar sus emociones y tranquilizarles diciéndoles que la fatiga forma parte del proceso de curación. Este apoyo moral suele ser tan importante como las intervenciones físicas, ya que ayuda a preservar el bienestar psicológico del paciente, incluso en los momentos más difíciles.

Por último, es esencial que el cuidador **colabore estrechamente con el equipo multidisciplinar**, incluidos médicos, enfermeras, dietistas y psicólogos, para garantizar una atención integral adaptada a las necesidades específicas de cada paciente. Cada tratamiento, cada paciente y cada efecto secundario requieren un enfoque individualizado y coordinado para proporcionar la mejor atención posible.

Capítulo 5

Ayuda y comunicación con los pacientes hematológicos

Escucha activa y comunicación no verbal con pacientes vulnerables.
Técnicas de escucha y comunicación para tranquilizar y establecer una relación de confianza.

Las técnicas de escucha y comunicación constituyen el núcleo del trabajo del auxiliar de enfermería, sobre todo en hematología, donde los pacientes, a menudo enfrentados a enfermedades graves y tratamientos largos y difíciles, sienten una gran ansiedad. En este contexto, la capacidad de tranquilizar a los pacientes y establecer una relación de confianza es crucial para su bienestar físico y psicológico. Una comunicación eficaz y empática no consiste sólo en intercambiar información; implica una escucha activa, un diálogo respetuoso y un apoyo constante, para que los pacientes se sientan comprendidos, respaldados y seguros.

La **escucha activa** es la primera técnica esencial para establecer una relación de confianza. Va más allá de escuchar lo que dice el paciente. Implica centrarse plenamente en lo que dice el paciente, demostrarle que se toman en serio sus preocupaciones y responder adecuadamente a sus necesidades, ya sean verbales o no verbales. Esto puede implicar mantener un contacto visual comprensivo, asentir con la cabeza para mostrar que se está siguiendo el hilo de la conversación y utilizar expresiones que animen al paciente a seguir hablando, como frases sencillas como "lo entiendo" o "¿puede decirme algo más?

En la escucha activa, también es importante prestar atención al **lenguaje corporal** del paciente. Muchos pacientes, especialmente los que están cansados, estresados o sufriendo, pueden no verbalizar directamente sus preocupaciones o su dolor. Un paciente que se tensa, mira hacia otro lado o se retrae puede estar expresando miedos o malestar sin expresarlos. Al observar estas señales no verbales, el cuidador puede ofrecer una oportunidad para hablar de estas preocupaciones, haciendo preguntas suaves y no intrusivas como: "Parece preocupado, ¿quiere hablar de ello? o "¿Cómo se siente en este momento?

La reformulación es otra técnica poderosa para establecer una relación de confianza. La reformulación consiste en tomar las palabras del paciente y repetírselas para asegurarse de que se ha entendido lo que dice. Por ejemplo, si un paciente dice: "Estoy agotado, no sé si voy a aguantar", el cuidador puede responder: "Te sientes muy cansado y eso te preocupa, ¿verdad? Esta técnica permite al paciente sentirse escuchado y comprendido, al tiempo que le anima a profundizar en sus sentimientos o a aclarar sus necesidades. También demuestra a la otra persona que el cuidador está plenamente comprometido con la conversación y se toma en serio las preocupaciones del paciente.

Además de la escucha activa y la reformulación, la **comunicación no verbal** es una poderosa herramienta para tranquilizar al paciente. Gestos sencillos como poner la mano en el hombro, ajustar suavemente una almohada u ofrecer una sonrisa amable pueden reconfortar mucho. Estos pequeños gestos muestran a los pacientes que se les cuida no sólo médicamente, sino también en términos humanos. Crean un clima de confianza y serenidad, reduciendo la ansiedad que suele acompañar a los tratamientos pesados o los momentos de incertidumbre.

Una comunicación clara también es esencial para tranquilizar a los pacientes. En hematologíael , tratamiento y los cuidados pueden ser complejos, y no es raro que los pacientes se sientan abrumados por la avalancha de información. El asistente sanitario puede desempeñar un papel mediador, explicando de forma sencilla y accesible lo que va a ocurrir, en qué consiste el tratamiento o los cuidados que se van a dispensar y por qué son necesarios. Utilizar un lenguaje claro, evitar términos médicos demasiado técnicos y dar al paciente la oportunidad de hacer preguntas ayudan a reducir la ansiedad y refuerzan su sensación de control sobre su propia situación.

Una de las claves de la buena comunicación es **dejar espacio para el silencio**. A veces los pacientes simplemente necesitan tiempo para asimilar información, expresar sus emociones o reflexionar. El cuidador debe sentirse cómodo con estos momentos de silencio, que pueden ser emocionalmente muy productivos. Estos momentos permiten al paciente volver a centrarse, ordenar sus pensamientos y sentir que usted está ahí con él, dispuesto a escucharle sin prisas. El silencio también puede ser una oportunidad para que el paciente comparta preocupaciones o sentimientos que de otro modo no habría expresado.

Otro aspecto de la comunicación que ayuda a generar confianza es **la consideración de la autonomía del paciente**. El paciente debe sentirse partícipe de su propia atención y no simplemente objeto de tratamiento. Esto significa hacer preguntas abiertas como "¿Cómo le gustaría que procediéramos? o "¿Hay algo que le gustaría que hiciéramos de otra manera? Implicar a los pacientes en su atención, incluso en detalles aparentemente triviales, les da una sensación de control sobre su situación, lo cual es tranquilizador en un entorno médico que a menudo se percibe como controlado y rígido. También demuestra a los pacientes que se respetan y tienen en cuenta sus preferencias y necesidades individuales.

Por último, es importante cultivar la **paciencia y la empatía**. Cada paciente reacciona de forma diferente ante la enfermedad, el tratamiento y el entorno hospitalario. Algunos están muy ansiosos, mientras que otros pueden mostrarse irritables o cerrados a la comunicación. En estas situaciones, el auxiliar de enfermería debe ser paciente, empático y comprensivo. La empatía es la capacidad de ponerse en el lugar del paciente, comprender su experiencia sin juzgarlo y adaptar su actitud a las necesidades específicas de cada individuo. Esta cualidad es esencial para crear una relación de confianza duradera, porque demuestra a los pacientes que se les comprende no sólo en su dolor físico, sino también en sus emociones y dudas.

Gestionar el anuncio y prestar apoyo al final de la vida
El papel del auxiliar de enfermería en relación con los pacientes de cuidados paliativos y el apoyo a las familias.

El papel del cuidador en los cuidados paliativos es profundo y humano, porque implica acompañar a las personas al final de su vida con dignidad, respeto y amabilidad. En los cuidados paliativos, el objetivo ya no es curar, sino proporcionar el máximo confort, aliviar el dolor y ofrecer apoyo físico, emocional y espiritual tanto al paciente como a su familia. Este enfoque integral de los cuidados requiere no sólo competencias técnicas, sino sobre todo una gran sensibilidad humana, capacidad de escucha y una presencia reconfortante.

Cuando un paciente entra en la fase paliativa, el asistente de cuidados se convierte en una **pieza clave del confort físico**. Los cuidados se orientan a mejorar la calidad de vida, aunque la enfermedad ya no pueda tratarse de forma curativa. El asistente se encarga de los cuidados higiénicos cotidianos, como el aseo y los cuidados corporales, velando por que estos gestos se realicen con delicadeza y respeto, ya que el cuerpo del paciente puede ser especialmente frágil y sensible. Cada gesto se realiza con especial cuidado para evitar cualquier dolor o molestia adicional. Por ejemplo, la movilización debe ser suave y adecuada, y los cambios regulares de posición están pensados para evitar las escaras y otras complicaciones asociadas a la inmovilidad.

Uno de los aspectos más importantes de los cuidados paliativos es el **tratamiento del dolor**. El auxiliar de enfermería desempeña un papel fundamental en la evaluación diaria del dolor del paciente. Observan las expresiones faciales, las posturas y las reacciones no verbales que pueden indicar sufrimiento, incluso cuando el paciente ya no puede expresarse con claridad. En colaboración con el equipo médico y de enfermería, participan en la administración de tratamientos analgésicos, tanto medicinales como no medicinales, y se aseguran de que sean eficaces. Los cuidados paliativos también incluyen técnicas de confort, como ligeros masajes, la aplicación de compresas calientes o frías, o el uso de cojines para aliviar los puntos de presión. Al estar cerca del paciente a diario, el auxiliar de enfermería se convierte en uno de los primeros puntos de referencia para señalar cualquier cambio en el dolor o el confort del paciente, lo que permite adaptar rápidamente el tratamiento.

Más allá de los cuidados físicos, el **apoyo emocional** está en el centro de la misión del cuidador de cuidados paliativos. Los pacientes al final de su vida viven momentos de gran vulnerabilidad, marcados por el miedo a la muerte, la incertidumbre sobre el futuro y, a veces, una profunda soledad. Al proporcionar una presencia regular y tranquilizadora, el cuidador se convierte en una fuente esencial de apoyo moral. A menudo son ellos quienes pasan más tiempo con los pacientes, escuchando sus miedos, recuerdos y necesidades no expresadas. Escuchar es esencial en este contexto. No se trata de intentar dar respuestas o soluciones, sino de ofrecer un oído atento, aceptar los silencios y acompañar al paciente con amabilidad en sus últimos momentos.

En este enfoque, **el respeto a la autonomía del paciente** es primordial. Incluso al final de la vida, los pacientes deben conservar cierto control sobre sus cuidados y decisiones. Los cuidadores velan por que se respeten los deseos del paciente, ya se trate de pequeñas preferencias cotidianas (como la posición en la que prefiere descansar o los alimentos que aún puede tolerar) o de decisiones más importantes al final de la vida. Al mantener esta autonomía, el cuidador ayuda a ofrecer al paciente una dignidad preciosa en un momento en que se le escapa tanto control sobre la vida.

El apoyo en cuidados paliativos no es sólo para el paciente, sino también para sus **seres queridos y su familia**, que también atraviesan un periodo difícil. A menudo las familias se encuentran desorientadas ante la enfermedad y la muerte inminente de su ser querido, y el asistente de cuidados se convierte en un contacto clave para tranquilizarlas, informarlas y apoyarlas. El cuidador puede **actuar** como **mediador**, explicando a la familia los procedimientos de atención, aclarando ciertos aspectos médicos que a veces son difíciles de entender, o simplemente ofreciendo una presencia reconfortante. Está ahí para responder a sus preguntas, disipar sus temores y ayudarles a comprender el proceso del final de la vida, al tiempo que les hace partícipes de los cuidados si así lo desean.

Gestionar las emociones de los familiares es otro componente importante. Los familiares pueden pasar por fases de ira, tristeza, incomprensión o negación. Escuchando con empatía, el cuidador les permite expresar sus sentimientos sin juzgarlos. A veces, las palabras son insuficientes o inútiles, y la simple presencia tranquilizadora del cuidador basta para reconfortar en momentos de gran dolor emocional. También están atentos a la dinámica familiar, respetando los diferentes ritmos y formas de afrontar la situación que pueda tener cada persona.

En los cuidados paliativos, el cuidador también ayuda a la familia en el **proceso de duelo anticipado**. El final de la vida es un momento intenso, marcado por la necesidad de prepararse emocionalmente para la pérdida de un ser querido. El cuidador ayuda a los familiares a crear momentos significativos de intercambio con el paciente, a encontrar espacio para una despedida pacífica y a expresar emociones que a veces quedan enterradas. Puede facilitar las visitas, ofrecer momentos de intimidad y respetar las necesidades de cada familia en cuanto a rituales o apoyo espiritual.

Por último, el apoyo **post mortem** es también una tarea delicada pero esencial para el auxiliar de enfermería. Tras la muerte del paciente, el auxiliar de enfermería ayuda a la familia en las fases iniciales del duelo. Cuidan del cuerpo con gran dignidad, respetando las creencias religiosas o culturales y los rituales de la familia, y proporcionan un entorno tranquilo para la despedida final. Estos momentos, marcados por el respeto y la discreción, son cruciales para que los deudos puedan vivir su duelo en condiciones respetuosas y humanas.

Ética y respeto de la dignidad del paciente

Cuestiones éticas relacionadas con la atención hematológica, en particular el respeto del consentimiento y la confidencialidad.

Las cuestiones éticas de la atención hematológica son especialmente delicadas debido a la complejidad de los tratamientos, la gravedad de las enfermedades y la vulnerabilidad de los pacientes, que a menudo se enfrentan a decisiones difíciles. Entre estas cuestiones, el respeto del **consentimiento informado** y la **confidencialidad** ocupan un lugar central. Estos principios no son sólo obligaciones legales, sino también los cimientos de la relación de confianza entre el paciente, el equipo sanitario y la institución médica. Contribuyen a garantizar que la asistencia no sólo sea eficaz, sino también respetuosa con los derechos, la dignidad y la autonomía de los pacientes.

El consentimiento informado es una piedra angular de la ética médica, y reviste especial importancia en hematología, donde los tratamientos pueden ser complejos y potencialmente mortales. Los pacientes con enfermedades hematológicas, como leucemia, linfoma o mieloma, se enfrentan a menudo a decisiones críticas sobre su tratamiento, que puede incluir quimioterapia intensiva, trasplantes de médula ósea o células madre y otros procedimientos de alto riesgo. Estos tratamientos conllevan importantes efectos secundarios, riesgos de complicaciones y, en ocasiones, resultados inciertos. Por lo tanto, es esencial que los pacientes estén plenamente informados de estos riesgos y de los beneficios esperados antes de dar su consentimiento.

Para que el consentimiento sea realmente informado, el paciente debe recibir información clara, precisa y comprensible sobre su estado de salud, las opciones de tratamiento disponibles y las implicaciones de cada elección. Aunque no se encarga de la conversación médica inicial, el asistente sanitario desempeña un papel crucial en este proceso al ayudar a aclarar determinados aspectos prácticos o técnicos de la asistencia. También puede responder a las preguntas de los pacientes sobre las consecuencias cotidianas del tratamiento, por ejemplo cómo afectará a su comodidad, movilidad o capacidad para realizar sus actividades habituales. El cuidador suele ser quien explica en términos sencillos los procedimientos a los que se someterá el paciente, lo que le permite comprender mejor y sentirse más cómodo con las decisiones que hay que tomar.

El respeto del **consentimiento** también significa que los pacientes deben poder **rechazar** el tratamiento o cambiar de opinión en cualquier momento. Esto puede ser especialmente difícil en hematología, donde la interrupción del tratamiento puede tener graves consecuencias. Sin embargo, es esencial que el paciente conserve esta libertad de elección, incluso en los momentos en que la presión médica es elevada. El auxiliar de enfermería, mediante una escucha atenta y una presencia regular, puede desempeñar un papel importante en la transmisión de las dudas o angustias del paciente al equipo asistencial. Están en primera línea para detectar signos de angustia o vacilación, y pueden ayudar a facilitar una conversación más profunda entre el paciente y el médico para reevaluar las opciones de tratamiento.

La confidencialidad es otra cuestión ética importante en la atención hematológica. La información sobre el estado de salud, el tratamiento y los datos médicos de un paciente deben protegerse con el máximo cuidado. En hematología, donde los pacientes pueden estar hospitalizados durante largos periodos y someterse a múltiples consultas e intercambios entre profesionales sanitarios, la confidencialidad de los datos puede a veces ponerse a prueba. Como todos los miembros del equipo sanitario, los asistentes sanitarios están sujetos al secreto profesional. Esto significa que en ningún caso deben divulgar información sobre el paciente a terceros no autorizados, ya sean familiares del paciente u otros profesionales sanitarios que no estén directamente implicados en la atención del paciente.

La gestión de la información sobre los pacientes requiere una vigilancia especial. Cuando se transmite información entre equipos, ya sea oralmente o por escrito, es esencial garantizar que sólo tengan acceso a estos datos las personas directamente implicadas en la atención del paciente. Los asistentes sanitarios desempeñan un papel activo en esta protección, asegurándose de que las conversaciones sobre el paciente se desarrollen en un entorno confidencial y garantizando que los documentos médicos no queden desatendidos.

El respeto de la confidencialidad también va más allá de la simple protección de los datos médicos. Incluye el respeto de la intimidad del paciente en el contexto del propio tratamiento. Esto significa que los procedimientos asistenciales deben llevarse a cabo con discreción, respetando el pudor del paciente. Cuando se realicen cuidados higiénicos o exploraciones físicas, el asistente debe velar siempre por preservar la intimidad del paciente, cerrando la puerta, utilizando biombos y cubriendo al paciente en la medida de lo posible para evitar una exposición innecesaria. Estos pequeños detalles son esenciales para que el paciente se sienta respetado y protegido, incluso en momentos de gran vulnerabilidad.

El aspecto ético de **respetar las creencias y preferencias** de los pacientes también es fundamental en la atención hematológica. Cada paciente tiene valores, creencias religiosas o preferencias personales que deben tenerse en cuenta a la hora de planificar la asistencia. Por ejemplo, algunos pacientes pueden rechazar determinadas intervenciones médicas por motivos religiosos o éticos, como transfusiones de sangre o ciertos tipos de tratamiento. Al escuchar estas preferencias, los auxiliares asistenciales ayudan a adaptar los cuidados para respetar los deseos del paciente, manteniendo al mismo tiempo la calidad y la seguridad de la asistencia.

También es importante subrayar que el respeto de la confidencialidad y el consentimiento se extiende al apoyo a las familias. En hematología, los familiares del paciente suelen desempeñar un papel fundamental en la prestación de apoyo emocional y práctico. Sin embargo, el cuidador debe navegar con cuidado para asegurarse de que la información compartida con las familias respeta los deseos del paciente. Es posible que los pacientes no deseen revelar a sus familiares determinada información sobre su enfermedad o tratamiento, y este deseo debe respetarse. En estos casos, el cuidador debe usar el tacto y la discreción para garantizar que las conversaciones con la familia no comprometan la confidencialidad del paciente.

Por último, **las decisiones éticas** sobre el final de la vida, especialmente en cuidados paliativos, pueden plantear cuestiones complejas sobre el consentimiento y la confidencialidad. Los enfermos terminales pueden expresar su deseo de interrumpir el tratamiento o de recibir apoyo en sus últimos momentos. Es esencial que estos deseos se respeten, y el cuidador desempeña un papel de apoyo en estas situaciones, garantizando que las decisiones del paciente se comunican claramente y son respetadas por todo el equipo asistencial.

Capítulo 6

Colaboración interprofesional en hematología

El papel central del auxiliar de enfermería en el equipo asistencial

El auxiliar de enfermería como intermediario entre el paciente, la enfermera y el médico.

El auxiliar de enfermería desempeña un papel central como intermediario entre el paciente, la enfermera y el médico, ocupando una posición clave en la cadena asistencial. Este papel va más allá de la simple realización de tareas técnicas o asistenciales: se trata de garantizar una comunicación fluida entre todos los implicados en el proceso asistencial, velando al mismo tiempo por el bienestar del paciente. El auxiliar de enfermería se convierte así en un verdadero **puente entre las diferentes dimensiones de los cuidados**, aportando la continuidad y la coherencia indispensables para la calidad de la asistencia.

Al estar lo más cerca posible del paciente en los actos cotidianos de los cuidados, el auxiliar de enfermería es a menudo la persona que más tiempo pasa con él. Por ello, son los primeros en **observar los cambios sutiles** en el estado físico o emocional del paciente. Ya se trate de un cambio de temperatura, un cansancio inusual, un aumento del dolor o un simple cambio de comportamiento, el cuidador es capaz de captar estas señales rápidamente. Esta función de observación es fundamental, porque permite transmitir **esta información** a enfermeros y médicos con precisión y en tiempo real. Por ejemplo, si observa hinchazón alrededor de un catéter o enrojecimiento de la piel, informa inmediatamente a la enfermera, que puede evaluar la situación y, si es necesario, intervenir o avisar al médico para que ajuste los tratamientos o realice pruebas complementarias.

Como intermediario, el auxiliar de enfermería también garantiza una **transmisión fluida de la información** durante el traspaso de responsabilidades entre equipos. Los cuidados hospitalarios, en particular en hematología, son a menudo complejos e implican a equipos multidisciplinares. Durante los cambios de equipo, los auxiliares de enfermería desempeñan un papel crucial para garantizar que la información pertinente sobre el estado del paciente, sus sentimientos y los cuidados prestados se transmita a sus colegas. Esta continuidad es esencial para evitar errores u omisiones que puedan afectar a la calidad de los cuidados o a la seguridad del paciente. Por lo tanto, el auxiliar de enfermería debe ser capaz de resumir la información de forma clara y precisa, destacando los puntos críticos y asegurándose de que se transmiten correctamente todos los detalles necesarios.

Además de observar y transmitir información, el auxiliar de enfermería suele ser la persona que **facilita la comunicación entre el paciente y los demás miembros del equipo médico**. Los pacientes, sobre todo los hospitalizados durante largos periodos o los que padecen enfermedades graves, a menudo se sienten intimidados por los médicos o dudan en expresar ciertas preocupaciones, ya sea por miedo a molestarles o porque les resulta difícil expresarlas con palabras. Gracias a su contacto cotidiano y a su escucha atenta, los asistentes sanitarios se convierten en **interlocutores privilegiados**, capaces de comprender las angustias, los dolores y las necesidades no expresadas de los pacientes. A continuación, pueden transmitir esta información al personal de enfermería o a los médicos, de modo que los cuidados puedan ajustarse a las necesidades reales del paciente.

Este papel de intermediario es especialmente importante cuando hay que tomar decisiones médicas. Actuando como enlace entre el paciente y el equipo asistencial, el auxiliar de enfermería ayuda a **aclarar las discusiones** y se asegura de que el paciente ha entendido perfectamente la información facilitada por los médicos o enfermeros. Si el paciente está confuso sobre un tratamiento o procedimiento, el auxiliar de enfermería puede volver a explicarle de forma sencilla lo que está previsto, o transmitir las preguntas del paciente al médico, asegurándose de que éste se toma el tiempo necesario para responder a las preocupaciones del paciente. Este papel es crucial para garantizar que se respeta el consentimiento informado, ya que garantiza que el paciente dispone de toda la información necesaria para tomar decisiones con conocimiento de causa.

El auxiliar de enfermería también actúa como un **valioso relevo para el equipo de enfermería**, realizando determinados procedimientos bajo su supervisión, lo que permite a los enfermeros concentrarse en tareas más técnicas o administrativas. Por ejemplo, el auxiliar de cuidados puede encargarse de controlar las constantes vitales, preparar al paciente para un examen, realizar cuidados de higiene, cambiar apósitos sencillos o controlar los efectos secundarios de determinados tratamientos. Al transmitir regularmente la información relativa a estos cuidados, el auxiliar de enfermería contribuye al cuidado global del paciente, aligerando al mismo tiempo la carga de trabajo de la enfermera.

Esta **función de relevo** es especialmente visible durante la asistencia técnica o las intervenciones médicas. Por ejemplo, antes de una operación o exploración médica, el asistente sanitario prepara al paciente, le informa del procedimiento y se asegura de que se sienta cómodo. Después de la intervención, vigila el estado del paciente, buscando signos de posibles complicaciones, y transmite esta información a la enfermera o al médico. Esta vigilancia y la capacidad de anticiparse a las necesidades del paciente permiten una mejor coordinación de la asistencia y aumentan la seguridad y la comodidad del paciente.

Como intermediario, el auxiliar de enfermería también desempeña un papel importante en el **cuidado emocional** del paciente. Mientras que los médicos y las enfermeras suelen concentrarse en los aspectos clínicos de los cuidados, el auxiliar de enfermería, con su presencia constante, es a menudo quien proporciona apoyo moral al paciente, acompañándole en los momentos de duda, ansiedad o sufrimiento. Al dedicar tiempo a escuchar a los pacientes, tranquilizarlos y responder a sus preguntas, el auxiliar de enfermería crea un vínculo de confianza que permite a los pacientes sentirse seguros y apoyados, a pesar de la gravedad de su enfermedad. También transmiten esta información al personal de enfermería y a los médicos, para que el equipo asistencial pueda ajustar su enfoque en función de las necesidades emocionales del paciente.

Trabajar en sinergia con enfermeras, médicos y otros profesionales.
La importancia de una comunicación eficaz en la gestión de los cuidados y la coordinación de las acciones.

La comunicación eficaz es fundamental para gestionar la asistencia y coordinar las acciones dentro de un equipo médico. Es la clave para garantizar la seguridad, la calidad y la continuidad de la asistencia, sobre todo en entornos tan complejos como los servicios de hematología. Una buena comunicación significa que todos los miembros del equipo sanitario conocen las necesidades y el estado del paciente, y pueden tomar decisiones informadas de forma rápida y coherente. Sin una comunicación clara y precisa, los riesgos de errores, malentendidos o disfunciones aumentan considerablemente, en detrimento del bienestar y la seguridad del paciente.

El primer paso para una comunicación eficaz en el entorno médico es la **transmisión de información precisa y pertinente** sobre el estado de salud del paciente. Todos los miembros del equipo -enfermeras, auxiliares, médicos y otros profesionales sanitarios- deben poder compartir y recibir información precisa y actualizada sobre los cuidados que se están prestando, los tratamientos en curso, cualquier complicación o cambio en el estado clínico del paciente. Esto incluye datos objetivos como las constantes vitales, pero también observaciones más subjetivas sobre el bienestar general del paciente, su comodidad o sus ansiedades.

El auxiliar de cuidados, por ejemplo, suele ser el primero en observar los signos sutiles de un cambio en el estado del paciente, como un aumento del dolor, de la fatiga o del estado de ánimo. Es esencial que estas observaciones se comuniquen rápidamente al personal de enfermería y a los médicos, para que los cuidados puedan ajustarse en consecuencia. La capacidad del cuidador para **comunicar** esta información **con eficacia**, utilizando un lenguaje claro y haciendo hincapié en los aspectos críticos, garantiza que los posibles signos de deterioro no pasen desapercibidos. A su vez, el cuidador también debe recibir instrucciones claras y precisas de enfermeros y médicos, para garantizar que los cuidados prestados se ajustan a los protocolos médicos y a las expectativas del equipo.

La comunicación **entre equipos**, sobre todo cuando se produce un cambio de puesto, es un momento especialmente delicado para la comunicación. Estos periodos de transición deben organizarse cuidadosamente, ya que determinan la continuidad de la asistencia y permiten informar inmediatamente al nuevo equipo de los últimos acontecimientos relacionados con el paciente. Una comunicación eficaz no debe limitarse a resumir lo que se ha hecho, sino que debe incluir una actualización completa del estado clínico del paciente, los tratamientos actuales, los problemas encontrados y las intervenciones previstas. Cada detalle cuenta: un descuido o un malentendido pueden provocar errores o retrasos en la asistencia.

Además de la comunicación verbal, **la documentación escrita** desempeña un papel crucial en la comunicación de la asistencia. La historia clínica del paciente es una herramienta central que registra toda la información esencial sobre su estado de salud, tratamientos, resultados de pruebas y decisiones clínicas. Todo el equipo sanitario debe registrar cada intervención, observación o cambio de tratamiento de forma clara y precisa. Este intercambio de información por escrito permite a todos los profesionales sanitarios tener acceso a una visión coherente y completa de la situación del paciente, incluso en ausencia de comunicación directa. Un expediente mal cumplimentado, incompleto o inexacto puede dar lugar a errores de tratamiento o a una mala evaluación de la situación clínica.

La comunicación eficaz no se limita al equipo médico; también incluye el **diálogo con el paciente** y, si es necesario, con sus familiares. Los pacientes deben recibir información clara sobre su enfermedad, los tratamientos que reciben, las pruebas a las que deben someterse y las razones de determinadas decisiones médicas. Esta transparencia es esencial para fomentar el **consentimiento informado** y para que los pacientes comprendan y acepten la atención que reciben. Los términos médicos complejos deben traducirse a un lenguaje comprensible, y los pacientes deben tener siempre la oportunidad de hacer preguntas para disipar cualquier duda que puedan tener.

Del mismo modo, la comunicación fluida con la familia del paciente es crucial, sobre todo cuando el paciente está demasiado debilitado para expresar sus necesidades o comprender plenamente su situación. Los familiares deben ser informados con sensibilidad y tacto sobre la evolución o las complicaciones, los cambios de tratamiento o las decisiones críticas. También deben sentirse incluidos en el proceso asistencial, respetando la confidencialidad y los deseos del paciente. Una buena comunicación con la familia ayuda a mantener un clima de confianza, reducir la ansiedad y garantizar que los cuidados prestados se ajustan a los deseos del paciente y sus familiares.

La **coordinación de las acciones** dentro de un equipo multidisciplinar también depende de una comunicación eficaz. En hematología, donde pueden intervenir varias especialidades (hematólogos, oncólogos, enfermeros, auxiliares asistenciales, psicólogos, nutricionistas), la cooperación entre los distintos agentes es esencial para garantizar una asistencia coherente y adecuada. Cada uno debe tener claro su papel y sus responsabilidades, y ser capaz de colaborar con los demás miembros del equipo. Esto requiere una comunicación regular, tanto formal como informal, para garantizar que todos trabajan en la misma dirección, con los mismos objetivos asistenciales.

El uso de **reuniones multidisciplinares** es un ejemplo de esta necesaria coordinación. Estas reuniones permiten discutir casos complejos, analizar situaciones clínicas, compartir observaciones y tomar decisiones conjuntas sobre el tratamiento. Cada miembro del equipo puede aportar su experiencia y sus observaciones, y es a través de una comunicación abierta y respetuosa como pueden tomarse las mejores decisiones. Como profesional en contacto directo con el paciente, el auxiliar de enfermería puede aportar información valiosa sobre el estado cotidiano del paciente, sus sentimientos y reacciones al tratamiento, que complementa la información más técnica facilitada por los médicos y enfermeros.

Reuniones de personal y transmisión de información
Los puntos esenciales que hay que transmitir durante los cambios de equipo o las reuniones multidisciplinares.

Los cambios de equipo y las reuniones multidisciplinares son momentos cruciales en la gestión de los cuidados, sobre todo en hematología, donde la complejidad de los tratamientos y la gravedad de las patologías exigen una coordinación perfecta entre los distintos profesionales sanitarios. En cada traspaso, la calidad de la asistencia depende de que se transmita una información clara, completa y pertinente, que permita al nuevo equipo hacerse cargo inmediatamente del paciente sin riesgo de errores o pérdidas de información. Por lo tanto, es esencial conocer los puntos prioritarios que deben abordarse durante estas transmisiones, tanto si tienen lugar en el marco de cambios de equipo como durante reuniones multidisciplinares.

El primer punto fundamental que hay que transmitir se refiere **al estado clínico actual del paciente**. Esta información incluye un resumen de los cambios en el estado de salud del paciente desde el último tratamiento, destacando los parámetros vitales (temperatura, tensión arterial, frecuencia cardiaca, saturación de oxígeno) y los síntomas específicos que deben vigilarse, como el dolor, la fatiga o cualquier signo de infección o hemorragia. Por ejemplo, si un paciente presenta fiebre o dolor repentinos, es esencial que se informe al siguiente equipo para que pueda continuar el seguimiento y ajustar los cuidados en consecuencia. Debe mencionarse cualquier cambio reciente en el estado de salud del paciente, por pequeño que sea, ya que podría ser señal de un deterioro que requiera una intervención rápida.

A continuación, es esencial **hacer balance de los tratamientos actuales**. Esto incluye tanto los tratamientos farmacológicos (quimioterapia, antibióticos, analgésicos, infusiones) como los cuidados específicos (curas, oxigenoterapia, etc.). El auxiliar de enfermería o la enfermera que realice la transmisión debe indicar claramente los tratamientos administrados, los que están pendientes de administración y cualquier ajuste reciente, por ejemplo un cambio de dosis o la introducción de un nuevo fármaco. También es importante mencionar **las reacciones** del **paciente a los tratamientos**, ya se trate de una mejoría, de efectos secundarios notables o de una mala tolerancia. En el caso de protocolos complejos, deben detallarse explícitamente los plazos o métodos de administración para evitar cualquier error.

Los próximos exámenes y procedimientos son también un punto central de comunicación. Ya se trate de un análisis de sangre, un diagnóstico por imagen, una biopsia o una intervención quirúrgica programada, hay que informar al siguiente equipo de lo que está previsto para el paciente. Es esencial especificar la hora, cualquier instrucción específica (ayuno, hidratación, etc.) y cualquier otro detalle logístico. Si ya se ha realizado el examen o el procedimiento, es importante transmitir los resultados obtenidos o, en su defecto, indicar que los resultados están pendientes y cómo pueden afectar al tratamiento.

Otro punto clave es **a qué signos hay que estar atento**. En el caso de los pacientes con enfermedades hematológicas, las complicaciones pueden surgir de forma imprevisible. Por lo tanto, es esencial informar al equipo que se hace cargo de los signos específicos a los que hay que estar atento. Por ejemplo, en un paciente con aplasia de médula ósea, hay que intensificar la vigilancia de los signos de infección (fiebre, escalofríos, deterioro del estado general). En un paciente anticoagulado, los signos de hemorragia (hematomas, sangrado de las encías o la nariz, heces negras) deben vigilarse con especial atención. Al mencionar estos elementos, el equipo siguiente sabe exactamente a qué debe estar atento para poder actuar rápidamente en caso necesario.

Un aspecto que a menudo se pasa por alto pero que es crucial transmitir es **el estado emocional y psicológico** del **paciente**. Los pacientes que padecen enfermedades graves, como las hematológicas, suelen experimentar un malestar psicológico importante. Es esencial que el siguiente equipo esté informado del estado emocional del paciente, ya se trate de síntomas depresivos, ansiedad o necesidades particulares de apoyo psicológico. Si el paciente ha expresado temores o dudas durante el relevo anterior, esta información debe transmitirse para que el siguiente equipo pueda ajustar su enfoque y ofrecer el apoyo necesario. Los aspectos relacionales y emocionales, aunque no siempre estén directamente relacionados con la enfermedad, desempeñan un papel fundamental en el apoyo global del paciente.

La información sobre la familia y los amigos también es importante. Esto puede implicar informar de si un pariente cercano ha venido de visita y ha expresado preocupaciones concretas, o de si se han mantenido conversaciones importantes con la familia sobre el estado de salud del paciente o las decisiones de tratamiento. En algunos casos, las familias pueden estar emocionalmente angustiadas y requerir también un apoyo especial. Informar al siguiente equipo de la relación entre el paciente y su familia ayuda a mantener la continuidad de los cuidados prestados y a evitar cualquier ruptura en el apoyo prestado a la familia.

En el marco de **las reuniones multidisciplinares**, en las que los distintos miembros del equipo sanitario (médicos, enfermeros, auxiliares asistenciales, psicólogos, dietistas) se reúnen para debatir casos complejos, es esencial ofrecer una visión completa de la trayectoria asistencial del paciente. Cada disciplina aporta una perspectiva diferente del estado del paciente. A través de su contacto diario con el paciente, los auxiliares sanitarios pueden aportar información valiosa sobre aspectos que otros profesionales no perciben directamente: cómo reacciona el paciente a los cuidados, si expresa necesidades particulares en términos de confort o nutrición, si parece afectado moralmente por el tratamiento o si muestra signos de angustia no verbal. Esta información, a menudo sutil, permite al equipo médico adaptar mejor los cuidados al paciente.

Por último, un punto clave que no debe pasarse por alto es la **coordinación de las siguientes etapas de la atención**. Tanto si se trata de un cambio de equipo como de una reunión multidisciplinar, es importante definir claramente las acciones que deben emprenderse en las próximas horas o días. Estas acciones pueden implicar el ajuste de tratamientos, la aplicación de nuevas intervenciones o la adaptación del plan de gestión en función de los resultados de exámenes recientes. Es crucial que el siguiente equipo sepa exactamente lo que se espera, para garantizar la continuidad de la atención sin interrupciones ni retrasos.

Capítulo 7

Los retos emocionales y psicológicos de trabajar en hematología

El impacto emocional de una enfermedad grave en los cuidadores

Cómo afrontar los sentimientos de tristeza, impotencia o frustración ante la enfermedad.

Gestionar los sentimientos de tristeza, impotencia o frustración ante la enfermedad es un reto emocional al que se enfrentan muchos pacientes, sobre todo en especialidades como la hematología, donde los tratamientos pueden ser largos, dolorosos y a menudo inciertos. Estas emociones son naturales, incluso inevitables, cuando las personas se enfrentan a su propia vulnerabilidad, a la incertidumbre del futuro o al dolor crónico. Para ayudar a gestionar estos sentimientos, es esencial reconocer y comprender estas emociones, proponiendo al mismo tiempo estrategias de afrontamiento que permitan a los pacientes encontrar un sentido y un equilibrio a pesar de su enfermedad.

Uno de los primeros pasos para afrontar la tristeza, la impotencia y la frustración es **reconocer que estas emociones son legítimas**. Ante una enfermedad grave, es normal sentir una profunda sensación de pérdida, ya sea la pérdida de cierto grado de independencia, la pérdida de una vida como era antes o incluso la pérdida de ciertas capacidades físicas. Estas emociones no deben reprimirse ni ignorarse, ya que ello podría exacerbar el malestar psicológico. Escuchando activamente, el cuidador puede desempeñar un papel crucial en la validación de estas emociones, reconociendo que el sufrimiento del paciente es real e invitándole a expresarse sin juzgarle. Ofrecer este espacio de expresión suele ser el primer paso para aliviar la carga emocional que soporta el paciente.

Otra forma de gestionar estas emociones es **volver a centrar la atención en lo que aún se puede controlar**. Uno de los factores más frustrantes para los pacientes es la sensación de perder el control sobre su cuerpo y su vida. La enfermedad parece dictar los tratamientos, las citas médicas y las limitaciones físicas, y esto puede resultar abrumador. Sin embargo, siempre hay aspectos que los pacientes pueden controlar, incluso en las situaciones más difíciles. Esto puede incluir la forma en que deciden reaccionar ante la enfermedad, los pequeños actos de cuidado que pueden llevar a cabo ellos mismos o las decisiones sobre su vida cotidiana (como lo que comen, cómo pasan el tiempo o cómo gestionan sus interacciones sociales). **Devolver a los pacientes cierto grado de autonomía**, por limitada que sea, puede ayudarles a recuperar la sensación de control e independencia, reduciendo su percepción de impotencia.

La **comunicación abierta con los cuidadores** también es esencial para gestionar las emociones negativas. Los pacientes deben sentirse libres para compartir sus preocupaciones, dudas o frustraciones con el equipo médico. Si los pacientes se sienten perdidos ante los tratamientos o la evolución de su enfermedad, esto puede provocar sentimientos de impotencia y frustración. Por ello, es fundamental animar a los pacientes a que hagan preguntas, comprendan lo que ocurre en su cuerpo y expresen cómo se sienten. El cuidador y otros miembros del equipo deben estar disponibles para ofrecer explicaciones claras y adecuadas, que permitan al paciente sentirse implicado en su tratamiento, en lugar de pasivo.

Tampoco hay que subestimar la importancia de **encontrar apoyo emocional** externo. A veces a los pacientes les resulta difícil compartir su tristeza o frustración con su familia, por miedo a preocuparles o sobrecargarles emocionalmente. Por eso es importante que puedan recurrir a profesionales, como psicólogos o consejeros, capacitados para ayudarles en estos momentos difíciles. Los grupos de apoyo, en los que los pacientes pueden hablar con otras personas que atraviesan situaciones similares, también pueden constituir un valioso espacio para compartir sus sentimientos, encontrar consejo o simplemente sentirse comprendidos. El cuidador, que conoce bien al paciente, puede sugerir este tipo de servicios en función de las necesidades individuales y facilitar el contacto con ellos.

Otra herramienta poderosa para gestionar los sentimientos de impotencia y frustración es **buscar un significado personal** a través de la terrible experiencia de la enfermedad. Para algunos, esto puede significar una introspección espiritual o religiosa, mientras que para otros puede significar encontrar aspectos u objetivos positivos, incluso en los momentos difíciles. Esto puede adoptar la forma de pequeños proyectos personales que los pacientes pueden llevar a cabo a pesar de su enfermedad, o actos de generosidad, como compartir su experiencia con otros pacientes o prestar apoyo a quienes les rodean. Encontrar sentido a esta experiencia suele ayudar a trascender el dolor y la frustración, dando una nueva perspectiva a la enfermedad y al viaje personal.

Controlar la fatiga emocional también es importante para hacer frente a estos sentimientos. La enfermedad crónica, con sus repetidos tratamientos y constantes altibajos, puede provocar agotamiento mental y emocional. Es importante animar a los pacientes a que se tomen tiempo para sí mismos, para descansar no sólo físicamente, sino también mentalmente. Las técnicas de relajación, meditación o atención plena pueden ayudar a calmar la mente y aliviar las emociones difíciles. Los cuidadores pueden ofrecer o facilitar el acceso a estas técnicas, que han demostrado reducir el estrés y la ansiedad asociados a la enfermedad.

Por último, es esencial **mantener los vínculos sociales y afectivos**. La tristeza y la impotencia pueden conducir a menudo al aislamiento emocional, y los pacientes se encierran en sí mismos. Por lo tanto, es crucial garantizar que los pacientes permanezcan conectados con sus seres queridos, ya sea mediante visitas regulares o intercambios virtuales. El apoyo emocional de familiares y amigos, aunque no resuelva los problemas médicos, puede aportar un inmenso consuelo. Los cuidadores pueden desempeñar un papel en esta dinámica, fomentando las visitas o facilitando el contacto, respetando al mismo tiempo el ritmo y los deseos del paciente.

Herramientas para gestionar el estrés y la carga mental
Técnicas de relajación y meditación, y la importancia de un estilo de vida saludable.

Las técnicas de relajación, la **meditación** y la importancia de un **estilo de vida saludable** desempeñan un papel fundamental en el apoyo a los pacientes, sobre todo en contextos médicos como la hematología, donde la enfermedad y el tratamiento pueden provocar un estrés intenso, un aumento de la ansiedad y un agotamiento físico y mental. Aunque estos enfoques no tienen un efecto directo sobre la enfermedad, ofrecen herramientas poderosas para gestionar el sufrimiento psicológico, promover la recuperación y mejorar la calidad de vida general de los pacientes. Al integrar estas prácticas en la vida cotidiana de los pacientes, podemos ayudarles a recuperar una sensación de equilibrio y bienestar, a pesar de las dificultades a las que se enfrentan.

Las técnicas de relajación son métodos sencillos pero eficaces para calmar la mente y relajar el cuerpo. Consisten en inducir un estado de relajación muscular y tranquilidad mental, que ayuda a aliviar la tensión acumulada y a reducir el estrés. Una de las técnicas más comunes es **la relajación progresiva de Jacobson**, que consiste en contraer y relajar gradualmente grupos musculares de la cabeza a los pies. Este método ayuda a los pacientes a tomar conciencia de sus tensiones físicas y a liberarlas más fácilmente. Al guiar a los pacientes a través de este ejercicio, los cuidadores pueden ayudarles a alcanzar un estado de calma profunda, propicio para la recuperación, sobre todo después de una sesión de tratamiento estresante.

Otra técnica de relajación muy popular es la **respiración controlada**. Se trata de un método sencillo pero eficaz que consiste en concentrarse en la respiración para regular el estado emocional y reducir la ansiedad. Al respirar lenta y profundamente, el cuerpo activa el sistema nervioso parasimpático, responsable de la relajación y la reducción del estrés. Animar al paciente a respirar hondo, hinchando lentamente

91

el abdomen al inhalar y exhalando durante un tiempo prolongado, puede inducir rápidamente una sensación de calma. Este método es especialmente útil para los pacientes que se sienten abrumados por la ansiedad o el dolor. El cuidador puede mostrar al paciente cómo incorporar esta técnica a su rutina diaria, antes del tratamiento o en momentos de estrés, para que pueda practicarla de forma autónoma.

La meditación es otro enfoque que puede tener efectos considerables en el bienestar mental y físico del paciente. La meditación de atención plena, en particular, se utiliza cada vez más en entornos médicos para ayudar a los pacientes a controlar el dolor, la ansiedad y la depresión. Esta práctica consiste en prestar atención consciente y sin prejuicios al momento presente. Al concentrarse en las sensaciones corporales, la respiración y el entorno inmediato, los pacientes aprenden a observar sus pensamientos y emociones sin dejarse atrapar por ellos. Esto les ayuda a distanciarse de las ansiedades asociadas a su enfermedad y a aceptar lo que no puede cambiarse.

En el contexto médico, la meditación también puede ayudar a **reducir la percepción del dolor**. Los estudios demuestran que la meditación modifica el modo en que el cerebro procesa el dolor, haciéndolo menos intenso o intrusivo. Los cuidadores pueden animar a los pacientes a probar breves periodos de meditación, concentrándose en su respiración o en sensaciones agradables, como una imagen mental positiva o un recuerdo reconfortante. Con la práctica, incluso unos pocos minutos de meditación diaria pueden producir una mejora real del estado emocional del paciente, favoreciendo la relajación y reduciendo el estrés.

Además de las técnicas de relajación y meditación, el **estilo de vida** desempeña un papel fundamental en la capacidad del paciente para gestionar la enfermedad y favorecer la recuperación. Una vida sana abarca una serie de aspectos clave, como la dieta, el sueño, el ejercicio y la gestión de los hábitos cotidianos.

Una **dieta equilibrada** es esencial para ayudar al organismo en su proceso de curación, sobre todo durante tratamientos fuertes como la quimioterapia, que pueden debilitar considerablemente el organismo. Los cuidadores pueden aconsejar a los pacientes que elijan alimentos ricos en nutrientes, vitaminas y minerales, que refuerzan el sistema inmunitario y ayudan a combatir la fatiga. Por ejemplo, se recomiendan frutas y verduras frescas, proteínas magras y carbohidratos complejos para mantener los niveles de energía. Por el contrario, deben evitarse los alimentos procesados, grasos o ricos en azúcares refinados, ya que no aportan al organismo los nutrientes que necesita. La hidratación también es crucial, especialmente para los pacientes sometidos a quimioterapia, que necesitan compensar la pérdida de líquidos y evitar la deshidratación.

El **sueño** es otro pilar esencial de un estilo de vida sano. El cuerpo se regenera principalmente durante el sueño, y descansar lo suficiente es esencial para hacer frente a un tratamiento pesado y a la fatiga inducida por la enfermedad. Un sueño alterado puede aumentar la irritabilidad y la fatiga física y mental, y reducir la capacidad del organismo para combatir las infecciones. El cuidador puede animar al paciente a establecer una rutina de sueño regular, evitar estimulantes como la cafeína al final del día y adoptar prácticas tranquilizadoras antes de acostarse, como la lectura o la relajación. Fomentando un entorno tranquilo que favorezca el sueño, es posible mejorar la calidad del descanso y ayudar a los pacientes a sentirse más fuertes frente al tratamiento.

El ejercicio físico moderado, adaptado al estado de salud del paciente, también puede tener efectos positivos. Incluso una actividad física ligera, como caminar o ejercicios de estiramiento, mantiene el cuerpo flexible, fortalece los músculos y estimula el sistema cardiovascular. El ejercicio también libera endorfinas, hormonas que mejoran el estado de ánimo y dan sensación de bienestar. Por lo tanto, es importante que el cuidador fomente, en la medida de lo posible, una cierta actividad física adaptada, que puede ayudar a reducir la sensación de fatiga crónica al tiempo que mejora el estado de ánimo del paciente.

Por último, el **equilibrio emocional** y la gestión de las rutinas diarias ayudan a mantener un estilo de vida saludable. Es esencial que los pacientes tengan tiempo para la relajación, el ocio y la interacción social, incluso dentro del entorno hospitalario. Estas actividades aportan bienestar y permiten a los pacientes volver a conectar con aspectos de su vida que no se centran exclusivamente en su enfermedad. El cuidador puede ayudar a organizar estos momentos, por ejemplo facilitando visitas familiares, actividades creativas o tiempo para conversar.

La importancia del apoyo mutuo y la formación continua

El papel del apoyo mutuo dentro del equipo y la importancia de la formación para afrontar los retos emocionales.

El **apoyo mutuo dentro del equipo sanitario** y la importancia de la **formación continua** son dos aspectos fundamentales para hacer frente a los retos emocionales inherentes al trabajo en hematología, donde la intensidad de los cuidados, la gravedad de las enfermedades y la proximidad a pacientes gravemente enfermos pueden dar lugar a situaciones de estrés emocional considerable. En este contexto, la capacidad de apoyarse mutuamente, de compartir las dificultades encontradas y de formarse regularmente para comprender y gestionar mejor estas emociones, es esencial para mantener un equipo fuerte y resistente, capaz de ofrecer una asistencia de calidad.

El **apoyo mutuo** entre colegas es un pilar de la cohesión en los equipos médicos. Trabajar en hematología, donde los cuidados suelen ser largos, exigentes y emocionalmente agotadores, puede poner a prueba a los cuidadores, ya sean auxiliares de enfermería, enfermeros o médicos. Las interacciones diarias con pacientes que atraviesan momentos críticos de su vida, que sufren o que a veces se encuentran al final de sus vidas, crean importantes tensiones emocionales. En estas circunstancias, es crucial que cada miembro del equipo se sienta apoyado por sus compañeros, pueda expresar sus sentimientos y compartir sus dificultades sin miedo a ser juzgado. Este apoyo adopta la forma de pequeños gestos cotidianos, como dedicar tiempo a escuchar a un compañero tras un día difícil, intercambiar consejos o soluciones prácticas, o simplemente ofrecer un momento de respiro a alguien que lo necesita.

La escucha activa entre colegas es una herramienta valiosa para mantener un clima de confianza y cuidado. Cuando los cuidadores se sienten capaces de hablar de sus emociones, sus frustraciones o sus momentos de duda, son más capaces de superar sus pruebas y recargar las pilas. Escuchar a los demás no debe verse como una debilidad, sino como un punto fuerte que permite a todos gestionar mejor sus emociones. Al compartir sus experiencias, los miembros del equipo también pueden encontrar consuelo en el hecho de que no son los únicos que sienten emociones difíciles, lo que les ayuda a comprenderlas y aceptarlas mejor.

El **trabajo en equipo** en hematología también implica una cooperación constante y fluida entre los distintos miembros del personal médico. Cada miembro del equipo aporta su propia experiencia y sensibilidad a la tarea, lo que permite que los pacientes reciban una atención integral y holística. La importancia del apoyo mutuo radica también en la capacidad de delegar o pedir ayuda en caso de sobrecarga de trabajo o dificultades emocionales. Los cuidados complejos o el apoyo al final de la vida pueden suponer una carga especial para los cuidadores, y es en esos momentos cuando la solidaridad de equipo cobra todo su sentido. Saber que puedes contar con tus compañeros reduce la presión sobre ti, permitiéndote concentrarte plenamente en tus tareas, con mayor tranquilidad y mayor disponibilidad para el paciente.

La formación continua es otro aspecto esencial para ayudar a los cuidadores a gestionar mejor los retos emocionales asociados a su trabajo. La formación, ya sea técnica o centrada en la gestión de las emociones, permite a los cuidadores desarrollar nuevas habilidades, profundizar en su comprensión de las patologías y los tratamientos y afrontar mejor las situaciones estresantes a las que se enfrentan a diario. Un mejor dominio de las herramientas asistenciales y terapéuticas contribuye a reducir la incertidumbre y la ansiedad asociadas a los cuidados complejos.

La formación en **gestión del estrés y las emociones** es especialmente importante. Saber dar un paso atrás, reconocer los propios límites y adoptar técnicas de gestión del estrés es esencial para prevenir el agotamiento, que es un riesgo muy real en los entornos médicos. Los cuidadores deben aprender a identificar los signos de sobrecarga emocional y poner en marcha estrategias para preservar su bienestar. La formación en **resiliencia** o **meditación de atención plena**, por ejemplo, permite a los cuidadores gestionar mejor los momentos de tensión emocional, aceptar las situaciones difíciles y centrarse en los aspectos positivos de su trabajo.

La **supervisión periódica** o los **grupos de debate dirigidos por** psicólogos también pueden proporcionar un espacio seguro en el que los cuidadores puedan hablar libremente de sus emociones y experiencias. Estas sesiones les permiten tomar distancia de las situaciones vividas, comprender mejor los mecanismos emocionales en juego y encontrar soluciones para mejorar la gestión de estas emociones en su trabajo cotidiano. También brindan la oportunidad de reforzar los lazos entre los miembros del equipo, compartir sentimientos comunes y apoyarse mutuamente en momentos de fatiga o duda.

Por último, la formación también debe incluir **la concienciación sobre los límites éticos y la autonomía del paciente.** Los cuidadores pueden sentirse a veces frustrados ante situaciones en las que se sienten impotentes, por ejemplo cuando el paciente rechaza el tratamiento o cuando el pronóstico es malo a pesar de todos sus esfuerzos. Aprender a respetar la autonomía del paciente, a aceptar que ciertos aspectos escapan a su control y a comprender la dinámica ética del final de la vida permitirá a los cuidadores afrontar mejor estos momentos de impotencia.

Formarse en estas cuestiones ayuda a comprender mejor los aspectos éticos en juego y a aceptar que cada paciente tiene su propia trayectoria, lo que contribuye a reducir los sentimientos de frustración o culpabilidad de los cuidadores.

Capítulo 8

Los avances tecnológicos y su impacto en el trabajo del celador de hematología

Nuevas tecnologías en hematología: de la inteligencia artificial al software de gestión de cuidados

Presentación de las tecnologías disponibles para ayudar al personal de enfermería en la organización de los cuidados, el seguimiento de los pacientes y la gestión de los datos (historias clínicas electrónicas, sistemas de monitorización a distancia).

Las tecnologías médicas desempeñan un papel cada vez más crucial en la asistencia a los cuidadores, en particular a los auxiliares, al permitirles mejorar la organización de los cuidados, mejorar el seguimiento de los pacientes y gestionar los datos médicos con mayor eficacia. Gracias a los avances tecnológicos, herramientas como **las historias clínicas electrónicas (HCE)** y los sistemas de **monitorización a distancia** no sólo contribuyen a optimizar la calidad de los cuidados, sino que también alivian la carga de trabajo de los auxiliares al darles acceso a información precisa en tiempo real, al tiempo que simplifican la coordinación entre los distintos miembros del equipo asistencial.

Las historias clínicas electrónicas (HCE) son una de las innovaciones más importantes en la organización de la asistencia sanitaria. Estos sistemas digitales están sustituyendo gradualmente a los historiales en papel, centralizando toda la información médica del paciente en un formato de fácil acceso y búsqueda. Para el asistente, esto significa un acceso instantáneo al historial médico del paciente, los tratamientos actuales, las alergias, los resultados de las pruebas y las observaciones anotadas por médicos o enfermeras. Esta centralización de los datos **permite coordinar mejor la asistencia**, ya que todos los miembros del equipo asistencial pueden consultar y actualizar el expediente en tiempo real, lo que reduce el riesgo de errores u omisiones.

El ECD también permite a los auxiliares de cuidados **organizar mejor su trabajo diario**. Gracias a estos sistemas, pueden consultar las tareas que les han sido asignadas, como los cuidados de higiene, la toma de constantes vitales o la administración de tratamientos bajo la supervisión de enfermeros. Los recordatorios automáticos integrados en el ECD garantizan que no se olviden los cuidados programados, como la toma de medicación o el cambio de apósitos, lo que garantiza **una mejor gestión del tiempo** y una organización más fluida de las intervenciones. Además, los auxiliares de cuidados pueden introducir sus observaciones directamente en el ECD, lo que permite una transmisión fluida e inmediata de la información a otros miembros del equipo y facilita la continuidad de los cuidados cuando cambian los equipos.

Los sistemas de monitorización a distancia representan otro avance tecnológico significativo que puede mejorar la seguridad y la calidad de la asistencia. Estas tecnologías, a menudo denominadas **telemonitorización** o **monitorización a distancia**, permiten controlar en tiempo real los parámetros vitales del paciente sin necesidad de una presencia física continua junto a la cama. Por ejemplo, unos sensores colocados en el cuerpo del paciente miden continuamente la tensión arterial, la frecuencia cardíaca, la saturación de oxígeno y la temperatura. Estos datos se transmiten a continuación a un programa informático central, que alerta automáticamente al equipo asistencial de cualquier anomalía, como un descenso de la saturación o un aumento de la frecuencia cardiaca.

Para el auxiliar asistencial, estos sistemas son una gran ayuda, ya que **permiten vigilar simultáneamente a varios pacientes** sin tener que estar constantemente presente en cada habitación. Esto libera tiempo para otras tareas, al tiempo que garantiza una vigilancia constante. Si se dispara una alarma, el asistente puede intervenir rápidamente o informar del problema a la enfermera o al médico, lo que facilita la reacción ante emergencias. Estos sistemas de monitorización son especialmente útiles para los pacientes de alto riesgo, como los de cuidados intensivos o postoperatorios, en los que puede producirse un rápido deterioro de la salud sin que haya señales de alarma inmediatas. Gracias a la monitorización a distancia, los auxiliares asistenciales pueden anticiparse a las complicaciones y prevenirlas antes de que se vuelvan críticas.

Las tecnologías de **televigilancia** también incluyen dispositivos de **geolocalización** para pacientes con movilidad reducida o deterioro cognitivo, como los enfermos de Alzheimer. Estos dispositivos permiten seguir los movimientos de los pacientes dentro del hospital o la residencia y recibir alertas si abandonan zonas seguras. Este tipo de tecnología ayuda a proteger a los pacientes vulnerables al tiempo que les da mayor autonomía, ya que los asistentes asistenciales no necesitan vigilarlos constantemente, sino que pueden intervenir rápidamente si es necesario.

Otra ventaja de la tecnología para los asistentes sanitarios es la gestión de **medicamentos y tratamientos**. Los **dispensadores automáticos de medicación** son cada vez más habituales en los centros sanitarios. Estos sistemas garantizan que se administren las dosis correctas de medicación en el momento adecuado a la persona adecuada, minimizando el riesgo de error humano. Estos dispositivos suelen estar conectados a los historiales electrónicos de los pacientes, lo que permite rastrear la administración de medicamentos y alertar a los pacientes si han olvidado o no han tomado su medicación. Esto ahorra tiempo y aumenta la seguridad de los cuidadores, que pueden seguir las instrucciones del tratamiento sin tener que manejar directamente recetas complejas.

Por último, la gestión de **los datos de los pacientes** mediante tecnologías digitales también permite optimizar los aspectos logísticos de la asistencia. Por ejemplo, los sistemas de gestión de **existencias de equipos médicos** o productos farmacéuticos suelen estar interconectados con los historiales de los pacientes y los protocolos asistenciales. Esto permite indicar cuándo un paciente necesita un tratamiento o un equipo concreto, y alertar al equipo en caso de escasez de recursos. Esta gestión automatizada evita que se agoten las existencias, garantizando una disponibilidad constante de los recursos necesarios para que la asistencia se desarrolle sin contratiempos.

El uso de dispositivos médicos avanzados: bombas de infusión, monitores de constantes vitales, etc.

La importancia de que los auxiliares de cuidados dominen estos dispositivos para optimizar la calidad de los cuidados.

El dominio de **los dispositivos tecnológicos** se ha convertido en algo esencial para que los auxiliares sanitarios puedan optimizar la calidad de la asistencia en los entornos sanitarios. Con el auge de herramientas digitales como **los historiales electrónicos de los pacientes**, los **sistemas de monitorización a distancia** y los **dispensadores automáticos de medicación**, los auxiliares sanitarios no solo deben desarrollar competencias técnicas, sino también integrar estos dispositivos en su práctica diaria para garantizar una atención más eficaz, segura y centrada en el paciente.

Una de las principales razones por las que es crucial dominar estas tecnologías es su capacidad para **mejorar la seguridad de la asistencia**. Dispositivos como las historias clínicas electrónicas (HCE) permiten centralizar y actualizar la información médica en tiempo real, lo que reduce el riesgo de errores relacionados con transmisiones incompletas o malinterpretadas. Al dominar la HCE, el auxiliar de enfermería puede acceder rápidamente a información esencial como alergias, tratamientos en curso y observaciones previas. Esto les permite ajustar sus intervenciones en función de las necesidades específicas del paciente. Por ejemplo, antes de administrar cualquier cuidado o tratamiento, pueden comprobar el historial del paciente para asegurarse de que no existen contraindicaciones, lo que mejora considerablemente **la seguridad del paciente**.

Además, el dominio de los dispositivos tecnológicos contribuye a **una mejor organización de los cuidados**. Los sistemas de gestión integrados en los DCE permiten a los auxiliares de cuidados estructurar su trabajo diario de forma más fluida y eficiente. Pueden consultar las tareas asignadas a cada paciente, controlar el progreso de los cuidados y recibir recordatorios de las próximas intervenciones, ya se trate de cuidados de higiene, control de constantes vitales o administración de medicación. Al optimizar de este modo la gestión del tiempo y los recursos, el auxiliar de cuidados puede dedicar más atención a cada paciente, sin riesgo de retrasos o descuidos. Esta **optimización del tiempo es** especialmente valiosa en los servicios en los que la carga de trabajo es elevada y los cuidados deben coordinarse con precisión entre los distintos profesionales sanitarios.

Los sistemas de monitorización a distancia, como los monitores de constantes vitales, ofrecen otra oportunidad de mejorar significativamente los cuidados, siempre que el cuidador sepa utilizarlos con eficacia. Estos sistemas permiten controlar en tiempo real parámetros como la tensión arterial, la frecuencia cardiaca o la saturación de oxígeno, y recibir alertas en caso de anomalías. Al dominar estos dispositivos, los auxiliares asistenciales pueden anticiparse a posibles complicaciones y reaccionar con rapidez, evitando que el estado del paciente se deteriore sin que nadie se dé cuenta. Esta capacidad de **controlar simultáneamente a varios pacientes** gracias a la tecnología refuerza la vigilancia al tiempo que proporciona una mayor capacidad de reacción en caso de problema. También permite priorizar las intervenciones de forma más eficaz, concentrando los recursos donde más se necesitan.

El uso de **dispensadores automáticos de medicación** es otra área en la que el dominio de la tecnología por parte del auxiliar de enfermería contribuye directamente a la calidad de los cuidados. Estos dispositivos garantizan la distribución segura de los tratamientos al reducir los errores humanos en la preparación de las dosis. Para un auxiliar de enfermería, saber manejar correctamente estos dispositivos significa asegurarse de que cada paciente recibe la dosis correcta de medicación en el momento adecuado, de acuerdo con la prescripción médica. Dominar los sistemas de trazabilidad que incorporan estos dispositivos también permite controlar con precisión la administración de los medicamentos y alertar al equipo de cualquier omisión o incoherencia. Esto contribuye a reforzar **la seguridad de la medicación**, una cuestión crítica en la gestión de los cuidados, sobre todo en el caso de los pacientes que sufren patologías graves, como las enfermedades hematológicas, en las que los tratamientos son a menudo complejos y potencialmente tóxicos.

Además de las ventajas organizativas y de seguridad, el dominio de la tecnología por parte del auxiliar de enfermería favorece también **una comunicación más fluida** entre los distintos miembros del equipo asistencial. Al utilizar herramientas digitales para anotar sus observaciones o actualizar los registros, los auxiliares de enfermería facilitan la transferencia de información entre enfermeros, médicos y demás personal. Esta comunicación fluida es esencial para garantizar **la continuidad de los cuidados**, sobre todo cuando cambian los equipos. Por ejemplo, las observaciones introducidas en el ECD permiten al siguiente equipo tomar el relevo sin interrupción de la información, lo que reduce el riesgo de errores relacionados con transmisiones orales incompletas u omisiones. La centralización de los datos también ofrece a cada cuidador una **visión global y coherente** del estado del paciente, lo que mejora la calidad y la precisión de las intervenciones.

También es importante destacar que el dominio de las tecnologías permite al cuidador prestar un mejor apoyo al paciente y reforzar la **relación de confianza**. Cuando las tecnologías se utilizan correctamente, liberan tiempo y reducen errores, lo que permite al cuidador concentrarse más en el aspecto humano de los cuidados, como la escucha, la empatía y el apoyo psicológico. Además, al dominar los dispositivos digitales, los cuidadores pueden explicar a los pacientes cómo funcionan las tecnologías utilizadas en sus cuidados, lo que contribuye a tranquilizarlos. Por ejemplo, cuando un paciente ve que sus constantes vitales se controlan continuamente mediante sensores, el cuidador puede explicarle el proceso y responder a sus preguntas, ofreciéndole **apoyo emocional** además de control médico.

Por último, la **formación continua** es esencial para que los auxiliares asistenciales dominen plenamente estas herramientas tecnológicas en constante evolución. Las innovaciones en salud digital evolucionan rápidamente, y es esencial que los asistentes reciban formación periódica para mantenerse al día de las nuevas funciones, las actualizaciones de los sistemas y las nuevas prácticas de gestión de los cuidados. Esta formación no solo mejora la eficiencia del cuidador, sino que también ayuda a mantener un alto nivel de **seguridad y calidad asistencial**, al garantizar que las tecnologías se utilizan de forma óptima y de acuerdo con los protocolos de seguridad.

La formación continua y la necesidad de adaptarse a los cambios tecnológicos.
Cómo mantenerse al día de las tecnologías emergentes y la importancia de la formación en este ámbito.

En un entorno médico en constante cambio, es fundamental que los asistentes sanitarios se mantengan al día de las **tecnologías emergentes** que están transformando el ámbito de la asistencia sanitaria. Estos avances tecnológicos, desde las herramientas digitales de gestión de la asistencia y los dispositivos de monitorización hasta las innovaciones en telemedicina, están aportando importantes beneficios en términos de seguridad, eficiencia y calidad de la asistencia. Sin embargo, para sacar el máximo partido de estas innovaciones, los auxiliares asistenciales deben recibir formación periódica y desarrollar una cultura tecnológica activa.

Mantenerse al día de las tecnologías emergentes requiere un **seguimiento periódico** y proactivo. El sector sanitario está experimentando rápidos cambios, con la introducción de nuevas tecnologías para mejorar la atención al paciente, automatizar determinadas tareas y reducir errores. Los auxiliares asistenciales pueden mantenerse al tanto de estos avances accediendo a fuentes de información especializadas, como **revistas médicas**, **periódicos especializados en tecnología sanitaria** y **conferencias** y **seminarios** dedicados a las innovaciones tecnológicas en el ámbito asistencial. Participar en estos eventos no sólo permite descubrir los últimos avances, sino también conocer a otros profesionales, compartir experiencias y debatir sobre las mejores prácticas.

La formación continua es el núcleo de nuestra estrategia para estar al día de estas innovaciones. En un momento en el que las herramientas digitales evolucionan rápidamente, la formación específica es esencial para entender cómo funcionan las nuevas tecnologías y cómo integrarlas en la práctica diaria. Estos cursos pueden ser ofrecidos por los propios centros sanitarios, en forma de **sesiones de formación internas**, en las que los nuevos dispositivos son explicados y demostrados por formadores especializados. De este modo, el personal asistencial puede familiarizarse con las tecnologías antes de introducirlas en los servicios, evitando así errores de uso o pérdidas de tiempo durante las pruebas iniciales.

Las plataformas en línea también desempeñan un papel cada vez más importante en la formación continua de los cuidadores. Gracias a las herramientas de aprendizaje electrónico, los auxiliares asistenciales pueden acceder a su ritmo a módulos de formación a distancia sobre temas tan variados como la gestión de historias clínicas electrónicas (HCE), el uso de dispositivos de monitorización conectados o los avances en telemedicina. Estas plataformas ofrecen a menudo una certificación que valida las competencias adquiridas y contribuye al desarrollo profesional continuo. Al participar periódicamente en estos cursos de formación, los auxiliares asistenciales se mantienen al día de los últimos avances y pueden incorporar rápidamente las innovaciones a su práctica.

Una de las principales ventajas de mantenerse al día con las tecnologías emergentes es la capacidad de **responder a las necesidades cambiantes de los pacientes** y **mejorar la calidad de la atención**. Por ejemplo, la introducción de la telemonitorización permite a los auxiliares asistenciales controlar a distancia las constantes vitales de los pacientes, lo que reduce la necesidad de visitas constantes a las habitaciones y permite centrar la atención en los pacientes que más necesitan cuidados inmediatos. Del mismo modo, el dominio de los DCE facilita la gestión asistencial al proporcionar un acceso instantáneo y seguro a la información médica, eliminando el riesgo de errores asociados a una comunicación deficiente o a registros incompletos. Sin una formación periódica en estas herramientas, los auxiliares asistenciales podrían verse desbordados por el rápido ritmo del cambio tecnológico, lo que podría repercutir negativamente en la calidad de la asistencia prestada a los pacientes.

Además de las ventajas prácticas, estar al día de las nuevas tecnologías da a los auxiliares asistenciales **más confianza** en su trabajo. Cuando se domina adecuadamente, la tecnología se convierte en un poderoso aliado que les permite trabajar con mayor eficacia y tranquilidad. También reduce la carga mental asociada a los cuidados, al automatizar determinadas tareas o facilitar la gestión de datos. Por ejemplo, los sistemas de gestión de la medicación o de trazabilidad de los cuidados reducen los errores humanos, lo que ahorra tiempo y da tranquilidad al asistente, que puede concentrarse en los aspectos relacionales y humanos de su trabajo.

También es importante comprender que la formación continua sobre tecnologías no debe limitarse al aspecto técnico, sino que debe incluir la consideración de las **implicaciones éticas** y la **seguridad de los datos**. El uso de tecnologías como los DCE y los sistemas de monitorización implica la gestión de información médica sensible. Por lo tanto, los asistentes sanitarios deben recibir formación no sólo sobre el uso de estas tecnologías, sino también sobre la protección de **la confidencialidad de los**

pacientes y el cumplimiento de los protocolos de seguridad para evitar cualquier riesgo de fuga o uso indebido de los datos. Además, la formación aborda las cuestiones éticas asociadas a la automatización de la asistencia, para garantizar que la tecnología siga siendo una herramienta al servicio del paciente y no sustituya la interacción humana, esencial para su bienestar psicológico.

La **colaboración con otros profesionales sanitarios** también es esencial para mantenerse al día de las innovaciones. Al trabajar en estrecha colaboración con enfermeros, médicos, técnicos sanitarios e ingenieros biomédicos, los auxiliares asistenciales no sólo pueden aprender directamente de las experiencias de sus colegas, sino también compartir sus propias observaciones y preocupaciones sobre el uso de la tecnología en el día a día. Estos intercambios contribuyen a crear una **cultura de aprendizaje colectivo**, en la que las nuevas prácticas se debaten, se perfeccionan y se integran gradualmente.

Por último, es importante animar a los cuidadores a **adoptar una actitud proactiva** ante las nuevas tecnologías. Esperar a recibir formación formal no debe mermar el interés y la curiosidad personales por las nuevas tecnologías. Los cuidadores pueden tomar la iniciativa de probar herramientas digitales, hacer preguntas a sus colegas más experimentados o incluso solicitar formación adicional si consideran que una tecnología podría mejorar su eficacia o su comodidad de trabajo.

Capítulo 9

Atención a pacientes con enfermedades raras en hematología

Introducción a las enfermedades hematológicas raras: anemia falciforme, insuficiencia de la médula ósea, etc.
Presentación de las principales enfermedades raras, sus características y las particularidades de su manejo.

Las enfermedades raras son afecciones que afectan a un pequeño porcentaje de la población, definidas generalmente como aquellas que afectan a menos de una persona de cada 2.000. Aunque individualmente son raras, se calcula que hay entre 6.000 y 8.000 enfermedades raras, y en conjunto afectan a millones de personas en todo el mundo. Estas enfermedades, a menudo de origen genético, se caracterizan por una extrema diversidad clínica, síntomas complejos y vías de tratamiento a menudo largas y difíciles. El tratamiento de estas enfermedades presenta retos específicos debido a la escasez de conocimientos y tratamientos disponibles, lo que requiere un enfoque multidisciplinar y altamente especializado.

Algunas enfermedades raras son especialmente conocidas e ilustran los retos que representan. **La fibrosis quística**, por ejemplo, es una enfermedad genética rara que afecta sobre todo al aparato respiratorio y digestivo. Provoca una producción anormal de mucosidad espesa que obstruye los bronquios y los conductos del páncreas. Los pacientes padecen tos crónica, infecciones pulmonares frecuentes y mala absorción de nutrientes. El tratamiento de la fibrosis quística se basa en un enfoque multidisciplinar que incluye antibióticos para las infecciones, fisioterapia respiratoria para ayudar a eliminar la mucosidad y enzimas pancreáticas para mejorar la digestión. El tratamiento es largo y exigente, y requiere un seguimiento regular para evitar complicaciones graves como la insuficiencia respiratoria.

Otra enfermedad rara es la distrofia muscular **de Duchenne**, que afecta sobre todo a los varones. Esta enfermedad genética provoca una degeneración progresiva de los músculos esqueléticos, cardiacos y respiratorios. Los primeros síntomas suelen aparecer en la infancia, con debilidad muscular que lleva gradualmente a la pérdida de la marcha y daños en los músculos respiratorios y cardiacos. El tratamiento de la distrofia muscular de Duchenne incluye fármacos para ralentizar la progresión de la enfermedad (como los corticosteroides), fisioterapia para mantener la movilidad y cirugía para tratar las complicaciones ortopédicas. Los cuidados respiratorios especializados también son esenciales a medida que avanza la enfermedad.

Las enfermedades metabólicas raras, como la enfermedad de Fabry o la fenilcetonuria (PKU), representan otro grupo de patologías poco frecuentes. **La enfermedad de Fabry** es una afección hereditaria causada por la acumulación de determinadas sustancias lipídicas en las células, lo que provoca daños en los vasos sanguíneos, los riñones, el corazón y el sistema nervioso. Los síntomas incluyen dolor neuropático, daño renal, daño cardiaco y accidentes cerebrovasculares. El tratamiento se basa en la terapia de sustitución enzimática, cuyo objetivo es reemplazar la enzima que falta para evitar la acumulación de sustancias lipídicas y ralentizar la progresión de la enfermedad. La fenilcetonuria, por su parte, es una enfermedad genética que provoca una incapacidad para metabolizar un aminoácido llamado fenilalanina, lo que da lugar a una acumulación tóxica en el organismo. El tratamiento se basa en una dieta estrictamente controlada baja en fenilalanina, para evitar daños neurológicos graves.

Los cánceres raros, aunque menos frecuentes que otros más comunes como el de mama o pulmón, plantean retos similares en cuanto a diagnóstico y tratamiento. **El sarcoma de Ewing**, por ejemplo, es un tumor óseo poco frecuente que afecta principalmente a niños y adultos jóvenes. Se manifiesta con dolor óseo e hinchazón alrededor del tumor. El diagnóstico de estos cánceres raros puede retrasarse, ya que los síntomas iniciales suelen ser vagos o atribuirse a causas más benignas, como un traumatismo menor. El tratamiento del sarcoma de Ewing se basa en una combinación de quimioterapia, radioterapia y cirugía, pero a menudo requiere conocimientos específicos en centros especializados en oncología pediátrica.

La atrofia muscular espinal es otra enfermedad rara que ilustra los retos de la asistencia. Es una enfermedad neurodegenerativa genética que afecta a las motoneuronas responsables del control muscular. Produce una atrofia muscular progresiva que afecta a la respiración, la deglución y la movilidad. El tratamiento es complejo y multidisciplinar, e incluye cuidados respiratorios, fisioterapia para mantener la función muscular y apoyo nutricional. Recientemente, nuevos tratamientos innovadores, como las terapias génicas, han aportado considerables esperanzas a los pacientes con atrofia muscular espinal, al alterar el curso de la enfermedad.

Las enfermedades hematológicas raras, como **la trombocitopenia amegacariocítica congénita** o la **anemia de Fanconi**, son también ejemplos de afecciones poco frecuentes que requieren un tratamiento especializado. La anemia de Fanconi es una enfermedad genética que se caracteriza por un fallo progresivo de la médula ósea, responsable de la producción de células sanguíneas. Los pacientes corren el riesgo de desarrollar leucemia u otros cánceres a una edad temprana. El tratamiento suele incluir trasplantes de médula ósea y un seguimiento riguroso para prevenir infecciones y tratar las complicaciones hematológicas. Dada la naturaleza genética de estas enfermedades, el consejo genético y el cribado familiar desempeñan un papel fundamental en su tratamiento.

La particularidad de la atención a las enfermedades raras radica en su complejidad y en el hecho de que a menudo requieren **una gestión multidisciplinar**, en la que participan especialistas de distintos campos. La rareza de estas enfermedades también significa que muchos cuidadores pueden no estar familiarizados con los síntomas o los protocolos de tratamiento específicos. Esto requiere una formación continua y una estrecha coordinación entre los equipos asistenciales, a menudo dentro de centros de referencia dedicados a las enfermedades raras. Estos centros reúnen a equipos multidisciplinares capaces de ofrecer atención especializada y acceso a tratamientos innovadores o experimentales en el marco de **protocolos de investigación clínica.**

Otro reto es el **acceso a los tratamientos.** Los medicamentos utilizados para tratar las enfermedades raras son a menudo **medicamentos huérfanos,** desarrollados específicamente para una población restringida, lo que puede dificultar el acceso debido a su elevado coste o a su limitada disponibilidad. Los pacientes que padecen enfermedades raras también pueden encontrar dificultades para obtener un diagnóstico rápido, debido a la rareza de los síntomas o a la falta de conocimientos sobre la enfermedad. Esto conduce a menudo a diagnósticos erróneos, con un retraso medio de varios años antes de que se identifique la enfermedad.

Cuidados específicos para los pacientes que sufren estas patologías
Necesidades específicas en materia de higiene, nutrición y apoyo psicológico para estos pacientes.

Los pacientes que padecen **enfermedades raras** tienen necesidades específicas en materia de higiene, nutrición y apoyo psicológico, debido a la complejidad y gravedad de sus patologías. Estas necesidades varían según los síntomas particulares de cada enfermedad, la evolución de la afección y los tratamientos recibidos, pero siempre requieren una atención individualizada y multidisciplinar. El objetivo no es sólo garantizar un confort físico óptimo, sino también tener en cuenta los aspectos emocionales y psicológicos, que a menudo se ven profundamente afectados por la enfermedad.

Cuidados de higiene

La **atención higiénica** a los pacientes con enfermedades raras puede ser especialmente compleja debido a los daños físicos o los tratamientos invasivos a los que se someten. Por ejemplo, algunas enfermedades, como las distrofias musculares (como la distrofia muscular de Duchenne) o las enfermedades neurodegenerativas (como la atrofia muscular espinal), provocan una pérdida progresiva de movilidad. Estos pacientes suelen necesitar asistencia total para los cuidados higiénicos, incluido el aseo, el tratamiento de las heridas y la prevención de complicaciones cutáneas como las escaras.

Para estos pacientesla , higiene diaria es de vital importancia, no sólo por su comodidad, sino también para prevenir infecciones, que pueden tener graves consecuencias debido a su frágil estado. Los cuidadores deben prestar especial atención al estado de la piel, asegurándose de que esté bien hidratada y evitando la presión prolongada sobre determinadas partes del cuerpo. El uso de equipos específicos, como cojines antiescaras, suele ser necesario para prevenir complicaciones relacionadas con la inmovilidad.

En enfermedades respiratorias raras, como **la fibrosis quística**, los cuidados higiénicos también incluyen acciones específicas para mantener las vías respiratorias. Esto incluye sesiones regulares de fisioterapia respiratoria para despejar los bronquios obstruidos por mucosidad. La prevención de las infecciones respiratorias también implica una higiene estricta, como lavarse las manos con frecuencia, llevar mascarillas en determinadas situaciones y desinfectar los dispositivos médicos, como inhaladores o respiradores.

Necesidades nutricionales

Las **necesidades nutricionales** de los pacientes con enfermedades raras varían según la enfermedad, pero a menudo es necesario seguir dietas específicas para compensar los desequilibrios metabólicos o los trastornos digestivos asociados a la enfermedad. En algunas enfermedades metabólicas raras, como

la fenilcetonuria o **la enfermedad de Fabry**, la gestión dietética es un componente clave del tratamiento. Los pacientes con fenilcetonuria, por ejemplo, deben seguir una dieta extremadamente baja en fenilalanina, un aminoácido que su organismo no puede metabolizar. Sin un tratamiento tan estricto, pueden producirse daños neurológicos irreversibles. Por tanto, el apoyo dietético es vital, y los cuidadores deben recibir formación para entender estas dietas complejas y asegurarse de que los pacientes y sus familias siguen las recomendaciones nutricionales.

En enfermedades raras que afectan a la función digestiva, como **la fibrosis quística**, pueden ser necesarios suplementos nutricionales para compensar la mala absorción de nutrientes. Los pacientes con fibrosis quística suelen necesitar suplementos enzimáticos para ayudar a digerir las grasas y las proteínas, así como una mayor ingesta de calorías para compensar las pérdidas de energía relacionadas con la inflamación crónica y las infecciones. A menudo se prescriben dietas ricas en calorías y nutrientes para ayudar a los pacientes a mantener un peso corporal adecuado, que es esencial para su capacidad de combatir las infecciones y tolerar el tratamiento.

Además, los pacientes con **distrofia muscular** u otras enfermedades neuromusculares, que pierden progresivamente la capacidad de alimentarse por sí mismos, pueden requerir una **asistencia nutricional** más invasiva, como la alimentación a través de una sonda gástrica (gastrostomía) o por infusión intravenosa en los casos más graves. Este tratamiento requiere un cuidadoso seguimiento diario, ya que pueden surgir complicaciones, como infecciones alrededor de los dispositivos de gastrostomía, o dificultades para mantener un equilibrio electrolítico adecuado.

Apoyo psicológico

El apoyo psicológico a los pacientes con enfermedades raras es una parte esencial de su atención global. Estos pacientes y sus familias pasan a menudo por una experiencia profundamente desestabilizadora, marcada por la incertidumbre del diagnóstico, la complejidad del tratamiento y, a veces, el deambular médico antes de encontrar la atención adecuada. Afrontar las emociones asociadas a la rareza y gravedad de estas enfermedades puede hacer que los pacientes y sus familias se sientan aislados, temerosos e impotentes.

Los niños con **enfermedades raras**, como la distrofia muscular de Duchenne o la atrofia muscular espinal, se enfrentan a retos psicológicos específicos, sobre todo a la hora de aceptar sus crecientes limitaciones físicas e integrarse en la sociedad. El apoyo psicológico debe estar diseñado para ayudar a los niños a entender su enfermedad, aceptar las adaptaciones necesarias en su vida diaria y mantener una vida escolar y social lo más normal posible. El apoyo psicológico puede incluir sesiones individuales con un psicólogo, así como enfoques de grupo, que permitan a los niños compartir sus experiencias con otros jóvenes en situaciones similares.

Los adolescentes y adultos jóvenes con enfermedades raras también pueden enfrentarse a crisis de identidad, ya que tienen que conciliar su deseo de autonomía con la realidad de una enfermedad que les impone importantes limitaciones. La transición a la edad adulta, sobre todo en términos de educación, empleo y relaciones interpersonales, puede ser especialmente compleja. El apoyo psicológico adaptado a esta fase de la vida es crucial para ayudarles a proyectarse en el futuro mientras gestionan los retos médicos.

Para los **adultos** con enfermedades raras, el apoyo psicológico adquiere a menudo una dimensión existencial, ligada a la incertidumbre del pronóstico y a la creciente dependencia de los demás. Los pacientes pueden sentirse aislados, especialmente porque se sabe poco sobre su enfermedad, incluso en la comunidad médica. La necesidad de apoyo psicológico regular, por parte de profesionales formados en el cuidado de enfermedades raras, es esencial para ayudar a estos pacientes a superar los sentimientos de ansiedad, frustración o depresión que pueden derivarse de la enfermedad.

Por último, no debe pasarse por alto el impacto psicológico de las enfermedades raras en **las familias**. Los padres de niños con enfermedades raras se enfrentan a menudo a una inmensa carga emocional, haciendo malabarismos con los complejos cuidados, la gestión del tratamiento y la búsqueda de información que a veces es difícil de obtener. El apoyo psicológico a la familia, incluyendo sesiones de apoyo y grupos de discusión, ayuda a prevenir el agotamiento y mejorar la calidad de vida familiar. Ofrecer a los padres un espacio de diálogo, donde puedan compartir sus angustias, frustraciones y esperanzas, contribuye a aligerar la carga emocional que suele acompañar a estas enfermedades.

Los retos de la investigación y los tratamientos innovadores de las enfermedades raras

Los avances terapéuticos y los retos que plantea el tratamiento de estas enfermedades, especialmente en el contexto de los ensayos clínicos.

Las enfermedades raras plantean retos particulares en términos de tratamiento, en gran parte debido a la falta de tratamientos disponibles y al número limitado de ensayos clínicos para estas afecciones. Sin embargo, en las últimas décadas se han **producido avances terapéuticos significativos**, gracias sobre todo a los avances en genética y biotecnología, y a un mayor reconocimiento de la importancia de las enfermedades raras en la investigación médica. Estos avances han permitido comprender mejor los mecanismos subyacentes a algunas de estas enfermedades, allanando el camino para tratamientos innovadores como **las terapias génicas**, **las terapias dirigidas** y los **medicamentos huérfanos**. Sin embargo, la gestión de estas enfermedades sigue siendo compleja y está marcada por grandes retos, sobre todo en lo que respecta al acceso a los tratamientos y la participación en ensayos clínicos.

Avances terapéuticos

Entre los avances más notables, la **terapia génica** destaca como una revolución en el tratamiento de ciertas enfermedades raras. Este enfoque consiste en introducir, sustituir o corregir un gen defectuoso en las células de un paciente, con el objetivo de tratar o curar la enfermedad en su origen. Un ejemplo emblemático es el tratamiento de la **atrofia muscular espinal** mediante una terapia génica innovadora. Esta enfermedad neurodegenerativa, que provoca la degeneración de las neuronas motoras y una atrofia muscular progresiva, ha contado históricamente con pocos tratamientos eficaces. La introducción de la terapia génica ha permitido a algunos pacientes jóvenes mejorar su esperanza y calidad de vida, al estabilizar o ralentizar la progresión de la enfermedad. Aunque prometedor, este tipo de tratamiento sigue siendo costoso y complejo de administrar, y sólo está disponible en centros especializados de referencia.

Otra área de progreso es el desarrollo de **medicamentos huérfanos**. Estos medicamentos están específicamente diseñados para tratar enfermedades raras y suelen ser el resultado de una intensa investigación biotecnológica. Debido al reducido número de pacientes afectados, el desarrollo de estos tratamientos no suele ser rentable para las empresas farmacéuticas, lo que explica la necesidad de incentivos, como subvenciones y desgravaciones fiscales, para fomentar la investigación en este campo. Gracias a estos esfuerzos, se han desarrollado varios tratamientos innovadores, sobre todo para enfermedades como **la fibrosis quística**, en la que los fármacos dirigidos contra las mutaciones genéticas específicas de la enfermedad han mejorado considerablemente la calidad de vida y la supervivencia de los pacientes.

Las terapias dirigidas, que atacan anomalías específicas a nivel celular o molecular, también representan un gran avance en el tratamiento de cánceres raros, como **el sarcoma de Ewing** o ciertos tipos de leucemias raras. Estos tratamientos permiten atacar directamente a las células cancerosas preservando al mismo tiempo las células sanas, lo que reduce los efectos secundarios y mejora la eficacia del tratamiento. Sin embargo, su desarrollo sigue siendo largo y costoso, y el acceso a ellos puede verse limitado por la disponibilidad de tratamientos en determinados países o por su elevado coste.

Los retos de la asistencia

A pesar de estos avances, el tratamiento de las enfermedades raras sigue siendo un **reto importante**. Una de las principales dificultades radica en el **diagnóstico de** estas enfermedades. Debido a la rareza de las enfermedades, no es infrecuente que los pacientes pasen por un largo periodo de deambular médico antes de obtener un diagnóstico preciso. Este deambular, que puede durar años, es fuente de frustración y sufrimiento tanto para los pacientes como para sus familias. Además, muchos médicos de cabecera y especialistas no están familiarizados con estas enfermedades raras, lo que retrasa aún más el acceso a un tratamiento adecuado.

La **falta de tratamientos disponibles** es otro obstáculo. Aunque se ha avanzado con terapias génicas y medicamentos huérfanos, muchas enfermedades raras siguen sin tener cura y el tratamiento sigue siendo esencialmente sintomático. Esto significa que los pacientes a menudo se enfrentan a pesados tratamientos para controlar los síntomas, sin esperanza de curación. Para algunos pacientes, el acceso a los tratamientos disponibles también está limitado por su coste prohibitivo. Las terapias innovadoras, como los tratamientos génicos, pueden costar cientos de miles de euros, y los sistemas sanitarios de algunos países no siempre pueden cubrir estos gastos.

Otro reto importante es el **acceso a los ensayos clínicos**. Los ensayos clínicos desempeñan un papel crucial en el desarrollo de nuevos tratamientos para las enfermedades raras, pero la participación en estos ensayos suele ser difícil. Debido a la rareza de las enfermedades, reclutar pacientes para los ensayos puede ser largo y complejo. Además, los ensayos clínicos suelen realizarse en centros especializados, lo que puede requerir desplazamientos importantes para los pacientes y sus familias. Esta limitación geográfica y logística puede ser una barrera importante para la participación, especialmente porque los pacientes de enfermedades raras suelen encontrarse en un estado de salud frágil, lo que dificulta los desplazamientos. El acceso a los ensayos clínicos también puede ser desigual en diferentes partes del mundo, lo que aumenta aún más las desigualdades en la asistencia.

Las **estrictas normas reguladoras** y la falta de financiación también son obstáculos para la puesta en marcha de ensayos clínicos para enfermedades raras. Las empresas farmacéuticas a veces son reacias a invertir en ensayos costosos para un mercado limitado, a pesar de los incentivos existentes. Además, los ensayos clínicos en enfermedades raras suelen requerir un enfoque personalizado, con cohortes muy pequeñas de pacientes, lo que puede complicar el diseño del ensayo y alargar su duración. Los pacientes pueden tener que esperar mucho tiempo antes de que los ensayos estén disponibles, y los criterios de elegibilidad pueden excluir a determinados pacientes en función del estadio de su enfermedad u otras características.

Soluciones para mejorar la asistencia

Ante estos retos, empiezan a surgir soluciones. **Las redes europeas** e internacionales **de referencia** para enfermedades raras, como los **centros de referencia para enfermedades raras**, desempeñan un papel crucial en la mejora de la atención a los pacientes. Estos centros reúnen conocimientos médicos y científicos en estructuras específicas, dando a los pacientes acceso a equipos multidisciplinares especializados en su enfermedad.

Estas redes también facilitan el acceso a ensayos clínicos y tratamientos innovadores, al tiempo que fomentan la investigación colaborativa a escala internacional.

La mejora del **cribado neonatal** de ciertas enfermedades raras es también un gran paso adelante. Gracias a las pruebas genéticas tempranas, ciertas enfermedades pueden detectarse ahora al nacer, lo que permite un tratamiento inmediato y preventivo. Este tipo de cribado ya existe para algunas enfermedades como **la fibrosis quística** y ciertas **enfermedades metabólicas**, y su expansión podría mejorar significativamente el pronóstico de muchas otras enfermedades raras.

Capítulo 10

Nutrición e importancia de los cuidados dietéticos en hematología

El impacto de los tratamientos hematológicos en el estado nutricional de los pacientes.

Los efectos secundarios del tratamiento)pérdida de apetito, mucositis, náuseas) y su impacto en la nutrición.

Los **efectos secundarios de los tratamientos para** enfermedades graves, en particular los asociados a la quimioterapia, la radioterapia y la inmunoterapia, pueden tener un impacto significativo en el estado nutricional de los pacientes. Los efectos secundarios más frecuentes son la **pérdida de apetito**, la **mucositis** (inflamación y ulceración de las mucosas de la boca y el tubo digestivo) y **las náuseas**. Estos síntomas, aunque a menudo inevitables, deben tratarse con cuidado, ya que pueden conducir a una desnutrición grave que afecte a la capacidad del paciente para tolerar el tratamiento y mantener sus fuerzas.

Pérdida de apetito

La **pérdida de apetito**, o anorexia, es uno de los efectos secundarios más frecuentes del tratamiento del cáncer y otras terapias graves. La quimioterapia y la radioterapia pueden alterar el sabor de los alimentos, provocar sensaciones de asco o simplemente reducir las ganas de comer debido al cansancio general del paciente. Los cambios en el metabolismo, a menudo inducidos por estos tratamientos, también pueden influir en la pérdida de apetito. En algunos pacientes, incluso el olor o la vista de la comida pueden provocar náuseas, lo que dificulta enormemente la ingesta.

La **consecuencia directa de esta pérdida de apetito** es una reducción de la ingesta de calorías, que a menudo conduce a una pérdida de peso involuntaria. La pérdida de energía y nutrientes debilita el organismo, ralentizando la curación de los tejidos y reduciendo la tolerancia a los tratamientos. Para compensar esta pérdida de apetito, es importante adaptar las comidas a la tolerancia del paciente, dando prioridad a los alimentos ricos en calorías y proteínas, pero en porciones más pequeñas y con mayor frecuencia. Dividir las comidas en varias porciones pequeñas a lo largo del día puede ayudar a reducir la aversión a la comida, al tiempo que se garantiza una ingesta nutricional adecuada.

También puede ser útil modificar la textura de los alimentos en función de las preferencias del paciente o de las limitaciones impuestas por otros efectos secundarios, como la mucositis. Pueden prescribirse **complementos nutricionales orales** para garantizar un aporte energético adecuado, en particular en forma de bebidas enriquecidas en proteínas y calorías y que contienen vitaminas y minerales esenciales. Estas soluciones compensan la reducción de la ingesta alimentaria habitual, sobre todo cuando el paciente no tolera los alimentos sólidos.

Mucositis

La mucositis, o inflamación de las mucosas de la boca, la garganta y a veces todo el tubo digestivo, es otro efecto secundario frecuente, sobre todo en pacientes sometidos a quimioterapia o radioterapia en la cabeza y el cuello. La mucositis se manifiesta en forma de ulceraciones, dolor intenso y dificultad para tragar, por lo que comer resulta extremadamente doloroso y a veces imposible. Estas lesiones también pueden favorecer infecciones secundarias, empeorando el estado general de salud del paciente.

Las consecuencias nutricionales de la mucositis son importantes. La imposibilidad de ingerir alimentos sólidos, y a veces incluso líquidos, conduce a una **desnutrición rápida** si no se toman las medidas adecuadas. Los pacientes suelen necesitar una dieta modificada, con texturas más fáciles de tragar, como purés, sopas o alimentos líquidos. Es esencial **proteger las mucosas** evitando los alimentos irritantes, como los ácidos, picantes, salados o muy calientes, ya que pueden agravar las lesiones y empeorar el dolor. El uso de colutorios antisépticos o anestésicos antes de las comidas puede aliviar temporalmente el dolor, facilitando la ingesta de alimentos.

Para los pacientes con mucositis grave, que ya no pueden tragar en absoluto, pueden ser necesarias soluciones más invasivas, como la **nutrición enteral** (sonda gástrica) o incluso **la nutrición parenteral** (intravenosa), para garantizar una ingesta nutricional adecuada y evitar una desnutrición grave. Estos enfoques se reservan para los casos en que la alimentación oral resulta imposible, pero permiten mantener las calorías y nutrientes esenciales para apoyar al paciente durante todo el tratamiento.

Náuseas y vómitos

Las náuseas y los **vómitos**, a menudo inducidos por la quimioterapia o la radioterapia, también representan un obstáculo importante para una alimentación normal. Estos síntomas pueden ser constantes o presentarse en oleadas, sobre todo después de las sesiones de tratamiento. **Los vómitos repetidos** no sólo provocan la pérdida del deseo de comer, sino que también pueden causar **deshidratación** y **desequilibrio electrolítico**, agravando la fatiga y la debilidad del paciente. Además, los pacientes que vomitan con frecuencia pueden desarrollar una aversión a ciertos alimentos que asocian con estos episodios de malestar, restringiendo aún más su dieta.

El tratamiento de las náuseas se basa principalmente en la administración de **fármacos antieméticos**, prescritos antes y después de las sesiones de tratamiento. Estos fármacos limitan la intensidad de las náuseas y los vómitos, facilitando la ingesta de alimentos. Sin embargo, también es importante adaptar la dieta para reducir el riesgo de desencadenar náuseas. Las comidas deben ser **ligeras, divididas en pequeñas porciones** y compuestas por alimentos de fácil digestión, como alimentos ricos en almidón, verduras cocidas y proteínas magras. Es aconsejable evitar los alimentos grasos, fritos, picantes o dulces, que pueden agravar las náuseas. Comer alimentos fríos o tibios en lugar de calientes también puede ayudar a limitar la sensación de asco.

La hidratación es un punto crítico en el tratamiento de las náuseas y los vómitos, ya que los vómitos repetidos pueden provocar una rápida deshidratación. Es importante animar al paciente a beber regularmente pequeñas cantidades de líquidos, en particular bebidas ricas en electrolitos, para compensar las pérdidas de líquidos y minerales. Las infusiones ligeras, los caldos claros o las bebidas isotónicas pueden ser útiles para mantener un buen nivel de hidratación sin sobrecargar el estómago.

Consecuencias generales para la nutrición y la calidad de vida

Los **efectos secundarios** del tratamiento, como la pérdida de apetito, la mucositis y las náuseas, tienen un gran impacto en el estado nutricional de los pacientes. **La desnutrición**, que puede aparecer rápidamente si estos efectos secundarios no se tratan de forma eficaz, debilita considerablemente el organismo y puede comprometer la eficacia de los tratamientos en curso. Un mal estado nutricional ralentiza la cicatrización, reduce las defensas inmunitarias y puede provocar una mayor propensión a las infecciones, complicaciones postoperatorias y una menor tolerancia a los tratamientos.

Por lo tanto, es vital adoptar un enfoque proactivo e **individualizado** para gestionar estos efectos secundarios. El papel de **los dietistas** y los **equipos de apoyo nutricional** es esencial para adaptar la dieta a las necesidades específicas de cada paciente, teniendo en cuenta sus síntomas y preferencias alimentarias. Las estrategias nutricionales personalizadas ayudan a evitar una pérdida de peso excesiva y a mantener la ingesta de nutrientes para favorecer la recuperación.

Recomendaciones dietéticas específicas en hematología
Dietas adaptadas a cada situación: pacientes inmunodeprimidos, pacientes trasplantados, pacientes al final de la vida, etc.

La nutrición desempeña un papel esencial en el tratamiento de los pacientes con enfermedades graves, y las dietas deben adaptarse a las características específicas de cada situación clínica. Ya se trate de pacientes **inmunodeprimidos**, **trasplantados** o al **final de la vida**, el objetivo principal es garantizar una ingesta nutricional adecuada para mantener el organismo, mejorar la calidad de vida y prevenir o limitar las complicaciones relacionadas con la salud. Aunque estas dietas comparten ciertos principios comunes, deben ajustarse a las necesidades específicas de cada paciente, teniendo en cuenta los tratamientos en curso y las limitaciones impuestas por la enfermedad.

Dieta para pacientes inmunodeprimidos

Los pacientes inmunodeprimidos, ya estén recibiendo quimioterapia, padezcan leucemia o hayan sido sometidos a un trasplante de médula ósea, corren un mayor riesgo de infección debido al debilitamiento de su sistema inmunitario. En este contexto, la dieta debe controlarse estrictamente para **minimizar el riesgo de infecciones de origen alimentario**, manteniendo al mismo tiempo una ingesta nutricional suficiente para favorecer la curación y reforzar las defensas del organismo.

La dieta recomendada para los pacientes inmunodeprimidos suele ser una **dieta neutropénica**, cuyo objetivo es evitar la ingestión de patógenos potencialmente peligrosos. Esta dieta impone normas estrictas de higiene alimentaria, en particular la evitación de alimentos crudos o poco cocinados, que pueden contener bacterias, virus u hongos que pueden causar infecciones. Las frutas y verduras crudas deben lavarse o pelarse cuidadosamente, y los productos lácteos deben pasteurizarse. La carne, el pescado y los huevos deben cocinarse bien, y en general se evitan los embutidos y los quesos blandos, ya que presentan un mayor riesgo de contaminación.

Además de estas precauciones, es esencial garantizar una ingesta nutricional adecuada, ya que estos pacientes, a menudo debilitados por el tratamiento, pueden perder peso y sufrir desnutrición. Las comidas ricas en **proteínas, vitaminas** y **minerales** son necesarias para mantener la masa muscular, favorecer la función inmunitaria y promover la recuperación. Pueden introducirse suplementos nutricionales si la dieta por sí sola no basta para satisfacer las necesidades energéticas del paciente.

Dieta para pacientes trasplantados

Los pacientes trasplantados, ya sea de médula ósea, hígado, riñón u otros órganos, requieren una atención especial en lo que respecta a la nutrición, no sólo para favorecer la recuperación tras el trasplante, sino también para **prevenir el rechazo del injerto** y **minimizar los efectos secundarios** de los tratamientos inmunosupresores. Estos tratamientos, esenciales para evitar el rechazo del órgano trasplantado, debilitan el sistema inmunitario del paciente, haciéndolo más vulnerable a las infecciones, al tiempo que provocan cambios metabólicos que pueden dar lugar a desequilibrios nutricionales.

En los primeros meses tras un trasplante, suele recomendarse una dieta estricta. Como en el caso de los pacientes inmunodeprimidos, debe adoptarse una **dieta neutropénica** para reducir el riesgo de infecciones alimentarias. Además, los inmunosupresores pueden provocar efectos secundarios como hiperglucemia, hipertensión y retención de líquidos. Por tanto, la dieta debe adaptarse para tener en cuenta estos problemas, con restricciones de **sodio, azúcares rápidos** y, a veces, **grasas saturadas**, en función del estado de salud del paciente.

La dieta de los pacientes trasplantados también debe ser **rica en proteínas** para favorecer la cicatrización de los tejidos y la

131

regeneración muscular tras el trasplante. Las proteínas desempeñan un papel fundamental en la recuperación postoperatoria, y a menudo se recomiendan fuentes de proteínas magras como la carne de ave, el pescado o las proteínas vegetales. También pueden incorporarse a la dieta **alimentos ricos en antioxidantes**, como frutas y verduras cocidas, para favorecer la función inmunitaria sin aumentar el riesgo de infección. A largo plazo, es necesario controlar periódicamente los niveles de colesterol, azúcar en sangre y tensión arterial, y adaptar la dieta para prevenir complicaciones crónicas.

Dieta para pacientes al final de la vida

La atención nutricional a **los pacientes al final de la vida** difiere de los enfoques convencionales, porque el objetivo ya no es prolongar la vida, sino garantizar **el máximo confort** y el respeto de las necesidades y los deseos del paciente. En estas situaciones, no es infrecuente que el paciente sufra una importante pérdida de apetito, relacionada con la propia enfermedad, los tratamientos o el debilitamiento general del organismo. **Las náuseas**, la **fatiga** y el **dolor** también pueden complicar la alimentación.

En este contexto, la dieta debe ser **flexible** y adaptarse a las preferencias y capacidades del paciente. La idea es **mantener una dieta que sea lo más agradable posible**, favoreciendo los alimentos que sean fáciles de comer y que proporcionen placer al paciente. En lugar de insistir en la ingesta de calorías o en requisitos nutricionales estrictos, se hace hincapié en **pequeñas porciones frecuentes** de alimentos que el paciente disfrute, aunque no siempre estén perfectamente equilibrados. El placer de comer, por modesto que sea, puede aportar un gran consuelo emocional.

En algunos casos, puede considerarse la **nutrición artificial** (sonda gástrica o infusión intravenosa), pero esto suele discutirse en función de los deseos del paciente y su familia. Cuando la alimentación oral resulta demasiado difícil o dolorosa, lo primero es la comodidad y el respeto a los deseos del paciente. También es esencial evitar la alimentación forzada, ya que puede causar un sufrimiento innecesario, tanto físico como psicológico.

Dieta para pacientes con fibrosis quística

Los pacientes **con fibrosis quística** tienen necesidades nutricionales específicas relacionadas con la malabsorción de nutrientes, sobre todo grasas. Debido a la producción excesiva de mucosidad espesa que obstruye los conductos pancreáticos, estos pacientes tienen dificultades para digerir y absorber correctamente las grasas y las proteínas, lo que puede provocar una desnutrición grave. Por tanto, su dieta debe ser **rica en calorías** y **proteínas** para compensar estas pérdidas.

Los pacientes con fibrosis quística también deben tomar **suplementos de enzimas** para mejorar la digestión de grasas y proteínas. Las comidas deben ser ricas en grasas saludables, como aceites vegetales, pescado azul o aguacates, para proporcionar una fuente concentrada de energía, al tiempo que se acompañan de suplementos de vitaminas liposolubles (A, D, E, K), que suelen absorberse mal a causa de la enfermedad. También es aconsejable complementar las comidas con proteínas en polvo o complementos alimenticios para evitar la pérdida de peso.

El papel del asistente en el seguimiento y el apoyo nutricional
Cómo pueden los asistentes identificar los riesgos de desnutrición, participar en la prevención y trabajar con dietistas para adaptar las comidas.

Los auxiliares sanitarios desempeñan un papel crucial a la hora de detectar el riesgo de desnutrición y aplicar medidas preventivas, sobre todo en el caso de pacientes frágiles como los que padecen enfermedades crónicas, cáncer o postoperatorios. Al trabajar estrechamente con los pacientes en el día a día, los auxiliares de cuidados son a menudo los primeros en observar los signos sutiles de disminución de la ingesta de alimentos, pérdida involuntaria de peso o deterioro del estado general, todos ellos signos de alerta de desnutrición. Gracias a su función de observación y vigilancia, desempeñan un papel activo en la prevención de la desnutrición y colaboran estrechamente con dietistas y otros miembros del equipo asistencial para adaptar las comidas a las necesidades específicas de cada paciente.

Identificar los riesgos de desnutrición

La **detección precoz de** los riesgos de desnutrición es esencial para evitar un rápido deterioro del estado de salud del paciente. Por su contacto regular con los pacientes, los asistentes sanitarios están especialmente bien situados para detectar estas señales de alarma. Entre los **indicadores clave** que pueden vigilar se encuentran :

- **Pérdida de peso visible**: el cuidador puede observar una pérdida de peso rápida o gradual, a menudo visible en la cara, los brazos o las piernas del paciente, lo que puede indicar una reducción de la ingesta de alimentos. Es importante observar cualquier cambio en la forma corporal, por sutil que sea, sobre todo en pacientes de larga estancia o que reciben tratamiento para enfermedades graves.

- **Disminución del apetito**: si un paciente muestra menos interés por la comida, come menos cantidad de lo habitual o manifiesta una falta de apetito persistente, el auxiliar asistencial debe comunicar esta observación al equipo. **La anorexia** puede deberse a los efectos secundarios del tratamiento (quimioterapia, radioterapia), al dolor, a problemas digestivos o a problemas psicológicos como la depresión.

- **Dificultad para masticar o tragar**: los pacientes que sufren **mucositis**, sequedad de boca u otros trastornos de la deglución pueden tener dificultades para comer con normalidad. Los cuidadores pueden detectar estos problemas observando la forma en que come el paciente o estando atentos a sus quejas sobre dolor o molestias durante las comidas.

- **Cansancio o debilidad excesivos**: una disminución de la energía o un cansancio intenso, sobre todo si van acompañados de debilidad muscular, pueden ser signos de desnutrición. Los cuidadores deben estar atentos si a un paciente le cuesta cada vez más levantarse de la cama, caminar o realizar tareas cotidianas sencillas.

- **Cambios en la piel y cicatrización lenta**: la piel puede volverse más seca, frágil o presentar heridas de cicatrización lenta en casos de desnutrición. Los cuidadores, responsables de la higiene y la observación periódica del cuerpo del paciente, suelen ser los primeros en notar estos signos.

- **Cambios en el comportamiento o el estado de ánimo**: la desnutrición también puede afectar al estado mental y emocional del paciente. El **aumento de la irritabilidad**, los momentos de confusión o la tendencia al aislamiento pueden ser indicadores indirectos de una nutrición inadecuada.

Ayudar a prevenir la desnutrición

Una vez identificados **los signos de desnutrición** o los riesgos potenciales, el auxiliar de enfermería desempeña un papel activo en la prevención, ajustando determinados aspectos de los cuidados para animar al paciente a comer mejor y alertando rápidamente al equipo médico en caso necesario. He aquí algunas medidas que pueden adoptar para prevenir la desnutrición:

- **Animar a los pacientes a comer con regularidad**: los auxiliares de cuidados pueden ofrecer comidas

135

fraccionadas, repartidas a lo largo del día en pequeñas porciones, a los pacientes a los que les resulte difícil ingerir comidas completas. También pueden controlar los tentempiés que se ofrecen entre comidas para asegurarse de que los pacientes, sobre todo los de riesgo, ingieren suficientes calorías.

- **Garantizar la comodidad durante las comidas**: es importante asegurarse de que el paciente está cómodo cuando come. El dolor, la dificultad para respirar o una posición incómoda pueden dificultar la ingesta. El cuidador puede ajustar la posición del paciente, elevando el respaldo de la cama o proporcionándole almohadas para facilitar la deglución.

- **Fomentar un ambiente agradable**: las comidas deben realizarse en un entorno tranquilo y relajante. El cuidador puede evitar distracciones (como la televisión o ruidos externos) y crear un ambiente agradable para animar al paciente a comer. También puede animar al paciente a comer en compañía, si es posible, para que el momento sea más agradable y estimulante.

- **Adaptar la textura de los alimentos**: algunos pacientes tienen dificultades para masticar o tragar. El cuidador puede sugerir o preparar alimentos más fáciles de ingerir, como purés, sopas o alimentos blandos. En el caso de los pacientes que padecen mucositis o trastornos de la deglución, estas adaptaciones ayudan a limitar el dolor y a mantener una ingesta adecuada de alimentos.

- **Vigilar la hidratación**: además de la alimentación, la hidratación es fundamental, sobre todo en pacientes ancianos o con problemas para tragar. El cuidador debe asegurarse de que el paciente beba regularmente a lo largo del día, ofreciéndole pequeñas cantidades de agua, caldo o zumo diluido si es necesario.

Trabajar con dietistas

La colaboración con los dietistas es un aspecto fundamental de la gestión de los pacientes con riesgo de desnutrición. Al estar con el paciente a diario, el auxiliar de enfermería desempeña un papel clave a la hora de transmitir las observaciones a los dietistas, para que puedan adaptar las comidas a las necesidades específicas del paciente. Esta colaboración se basa en una comunicación regular y en la aplicación de estrategias conjuntas para optimizar el aporte nutricional.

- **Transmitir información precisa**: cuando los auxiliares asistenciales observen signos de desnutrición, deben informar rápidamente a los dietistas. Esto incluye información sobre el consumo de alimentos (cantidad de alimentos ingeridos, tipo de alimentos rechazados), las preferencias alimentarias del paciente, cualquier dificultad encontrada (dolor al masticar, problemas digestivos) y los signos físicos de desnutrición (pérdida de peso, fatiga).

- **Adaptación de las comidas**: basándose en la información facilitada, los dietistas pueden adaptar las comidas para que se ajusten mejor a las capacidades y necesidades del paciente. Esto puede incluir enriquecer las comidas con proteínas, suplementos nutricionales o vitaminas, ajustar las texturas o modificar los menús para tener en cuenta las preferencias y tolerancias alimentarias del paciente. El asistente puede tener que ajustar la presentación de los platos, añadir condimentos para realzar el sabor o sugerir alternativas más fáciles de comer.

- **Seguimiento**: Una vez puestas en práctica las recomendaciones dietéticas, el asistente sanitario supervisa la reacción del paciente. Debe asegurarse de que el paciente come mejor y de que tolera bien los ajustes realizados. Si persisten las dificultades, es imprescindible volver a los dietistas para reajustar la dieta.

- **Educación nutricional**: Los asistentes sanitarios también pueden desempeñar un papel en la educación de los pacientes y sus familias sobre cuestiones relacionadas con la nutrición. Pueden explicar la importancia de una buena dieta como apoyo al tratamiento, animar a los pacientes a probar complementos alimenticios u ofrecer consejos prácticos para facilitar la alimentación en casa si es necesario.

Capítulo 11

Prevención y gestión de riesgos en hematología

Riesgos infecciosos: prevención de las infecciones nosocomiales y gestión de la asepsia

Prácticas higiénicas estrictas para evitar infecciones.

Unas prácticas higiénicas rigurosas son esenciales para prevenir las infecciones, sobre todo en entornos médicos donde los pacientes son vulnerables, como las unidades de hematología, cuidados intensivos y trasplantes. Los pacientes inmunodeprimidos, los que reciben quimioterapia o los que han sido sometidos a cirugía mayor corren especial riesgo de contraer infecciones que pueden tener consecuencias graves o incluso mortales. Las infecciones nosocomiales, es decir, las contraídas en el hospital, representan una amenaza real en estos contextos, y para minimizar este riesgo son esenciales protocolos de higiene estrictos.

Como primer punto de contacto diario con el paciente, el auxiliar de enfermería desempeña un papel crucial en la aplicación de estas **medidas de higiene** y debe cumplir unas prácticas rigurosas para limitar los riesgos de infección. Estas medidas se refieren tanto a la higiene personal de los cuidadores como a la de los pacientes y al mantenimiento del entorno asistencial.

Higiene de las manos: la primera línea de defensa

La desinfección de las manos es la piedra angular de la prevención de infecciones en cualquier entorno médico. La mayoría de las infecciones nosocomiales se transmiten por las manos, ya sea durante la atención directa al paciente o a través de la manipulación de dispositivos médicos o superficies contaminadas. Por lo tanto, es imperativo que los asistentes sanitarios sigan estrictamente los protocolos de higiene de manos, ya sea lavándose con agua y jabón o utilizando soluciones hidroalcohólicas.

Los **momentos clave** para la desinfección de las manos están bien definidos e incluyen :

- **Antes y después de cualquier contacto con un paciente**.
- **Antes de realizar cuidados asépticos**, como manipular una infusión o un apósito.
- **En caso de contacto con fluidos corporales**, sangre, secreciones o excreciones, incluso si se han utilizado guantes.
- **Después de tocar el entorno del paciente**, en particular la cama, los dispositivos médicos o cualquier otro objeto de la habitación.

Las manos deben lavarse cuidadosamente, frotando cada parte de la mano durante al menos 30 segundos, incluyendo el dorso de las manos, los espacios interdigitales y debajo de las uñas. Si las manos no están visiblemente sucias, basta con frotarlas con una solución hidroalcohólica, siempre que cubra toda la superficie de las manos y se aplique hasta su completa evaporación.

Uso de equipos de protección individual (EPI)

El uso correcto de **los equipos de protección individual (EPI)** es esencial para proteger tanto a los cuidadores como a los pacientes de las infecciones cruzadas. Los EPI incluyen **guantes**, **batas** o sobretodos, **mascarillas** y, en ocasiones, **gafas** o **visores** en función de los cuidados prestados.

- Deben utilizarse **guantes** siempre que haya contacto con fluidos corporales, mucosas o heridas. Es fundamental cambiarlos entre cada paciente, e incluso durante la atención si se pasa de una zona contaminada a otra limpia, para evitar la contaminación cruzada. Tras su uso, los guantes deben retirarse de forma que no contaminen las manos, y éstas deben desinfectarse inmediatamente después de quitárselos.

- **Las batas** se utilizan en salas de alto riesgo, como las unidades de trasplantes o cuidados intensivos, para proteger la ropa de los cuidadores de posibles contaminantes. Deben cambiarse entre cada paciente y quitarse antes de abandonar la sala para evitar transportar patógenos de un lugar a otro.

- **Las mascarillas** son esenciales, sobre todo para proteger a los pacientes inmunodeprimidos de los agentes infecciosos que portan los cuidadores. Deben utilizarse cuando exista riesgo de transmisión por gotitas, como durante los cuidados respiratorios o en presencia de pacientes con enfermedades de transmisión aérea. La mascarilla debe colocarse correctamente y nunca debe tocarse una vez puesta.

Higiene de los productos sanitarios y gestión de residuos

Los dispositivos médicos utilizados en los pacientes, como catéteres, infusiones y equipos respiratorios, deben manipularse con sumo cuidado, ya que son vías potenciales de entrada de infecciones. Los auxiliares sanitarios deben seguir los protocolos de esterilización y desinfección de cada dispositivo, asegurándose de que el equipo utilizado esté estéril o correctamente desinfectado antes de cada uso.

La gestión de los residuos médicos también es un factor crítico para prevenir la propagación de agentes infecciosos. Los residuos de riesgo infeccioso (jeringuillas, apósitos usados, etc.) deben eliminarse en contenedores específicos, estancos y seguros, para evitar cualquier riesgo de contaminación accidental. Estos contenedores deben vaciarse regularmente de acuerdo con los protocolos vigentes, y manipularse con guantes para limitar el riesgo de exposición.

Higiene de las superficies y del entorno asistencial

Mantener un entorno limpio y desinfectado es esencial para limitar la proliferación de patógenos en las zonas donde se atiende a los pacientes. Los auxiliares sanitarios deben asegurarse de que **las superficies de contacto frecuente** (manillas de las puertas, pasamanos, interruptores de la luz, mesillas de noche) se limpian y desinfectan periódicamente con productos adecuados.

Las habitaciones de los pacientes, especialmente las de los pacientes inmunodeprimidos o trasplantados, deben limpiarse siguiendo **protocolos estrictos**. La ropa de cama y las prendas de vestir deben cambiarse con regularidad, y cualquier equipo reutilizable (como cuñas o artículos de aseo) debe desinfectarse a fondo entre usos.

Precauciones adicionales para pacientes en aislamiento

Los pacientes en régimen de aislamiento (como los inmunodeprimidos o los que padecen infecciones contagiosas) requieren precauciones adicionales para evitar la transmisión de infecciones. Para estos pacientes, los cuidadores deben seguir protocolos reforzados, que incluyen no solo el uso de EPI, sino también normas estrictas para entrar y salir de la habitación.

Para los pacientes inmunodeprimidos, sobre todo los que han sido sometidos a un trasplante, se establecen medidas **protectoras de aislamiento** para evitar que se expongan a gérmenes externos. Esto incluye el uso sistemático de batas, guantes y mascarillas por parte de todos los cuidadores y visitantes, así como normas estrictas de desinfección de manos y superficies antes de cada contacto con el paciente.

Educación de pacientes y familiares

Por último, los auxiliares sanitarios también desempeñan un papel clave en la **educación** de **los pacientes y sus familias** en materia de higiene. Pueden explicar las normas que hay que seguir para prevenir las infecciones, como la importancia de lavarse las manos, el uso de mascarillas en determinados contextos o las precauciones que hay que tomar al manipular dispositivos médicos en el hogar. Esta educación es esencial para garantizar que los pacientes y sus familias participan activamente en la prevención de infecciones, tanto en el hospital como cuando regresan a casa.

Prevención de los riesgos asociados al movimiento y la postura en pacientes encamados

Importancia de la movilización pasiva, prevención de las úlceras por presión y de la trombosis.

La **movilización pasiva**, así como la **prevención de úlceras por presión** y **trombosis**, son de vital importancia en el cuidado de pacientes encamados o con movilidad reducida. Estos pacientes, que a menudo se recuperan de una intervención quirúrgica o padecen enfermedades crónicas o neurológicas, están especialmente expuestos a complicaciones graves asociadas a la inmovilidad prolongada. El auxiliar de enfermería, protagonista de los cuidados cotidianos, desempeña un papel fundamental en la aplicación de técnicas de movilización pasiva y en la prevención de complicaciones como las escaras y la trombosis venosa, contribuyendo así a mejorar el confort, la calidad de vida y la seguridad del paciente.

La importancia de la movilización pasiva

La movilización **pasiva** consiste en mover las articulaciones y extremidades del paciente sin ningún esfuerzo por su parte. Esta técnica se utiliza a menudo con pacientes inmovilizados, comatosos o paralizados que no pueden moverse por sí mismos. Aunque el paciente esté pasivo, esta movilización es esencial para mantener la flexibilidad articular, prevenir la rigidez muscular y evitar las complicaciones asociadas a la inmovilidad.

Uno de los principales objetivos de la movilización pasiva es **prevenir la anquilosis articular**, es decir, la pérdida de movilidad articular debida a la inactividad. Cuando un paciente permanece inmóvil durante largos periodos, los músculos y las articulaciones pueden agarrotarse, haciendo que el movimiento sea doloroso e incluso provocando una pérdida permanente de la función articular. La movilización pasiva ayuda a mantener la flexibilidad articular y a preservar la amplitud de movimiento. También estimula la circulación sanguínea en las extremidades, ayudando a prevenir complicaciones como la trombosis.

La movilización pasiva también es beneficiosa para **prevenir las complicaciones respiratorias**. En los pacientes encamados, la respiración suele ser menos profunda, lo que puede favorecer la acumulación de secreciones en los pulmones y provocar infecciones respiratorias como la neumonía. Al movilizar las extremidades y favorecer los cambios regulares de posición, el auxiliar de enfermería contribuye a **mejorar la capacidad respiratoria** al favorecer una mejor expansión torácica.

Prevención de escaras

Las úlceras **por presión** son lesiones cutáneas que se forman cuando la circulación sanguínea se ve comprometida debido a una presión prolongada sobre determinadas partes del cuerpo. Suelen aparecer en pacientes encamados o con movilidad reducida, sobre todo en zonas óseas como los talones, el sacro, las caderas y los codos. La prevención de las úlceras por presión es una prioridad en el cuidado de los pacientes inmovilizados, ya que estas lesiones pueden provocar dolores intensos, infecciones graves y un deterioro general de la salud.

Una de las formas más eficaces de prevenir las úlceras por presión es **cambiar regularmente la posición del paciente** para evitar una presión prolongada sobre las mismas zonas del cuerpo. Los cuidadores deben asegurarse de que **cambian de posición** cada dos horas aproximadamente, procurando que las zonas sensibles queden libres de presión. El uso de equipos adecuados, como colchones de aire o cojines antiescaras, también ayuda a reducir la presión ejercida sobre las zonas de riesgo y favorece una distribución más uniforme del peso corporal.

Además de los cambios de posición, **la higiene de la piel** es esencial para prevenir las úlceras por presión. La piel de los pacientes inmovilizados suele ser más frágil y más propensa a la irritación. Por tanto, los cuidadores deben asegurarse de que la piel esté limpia y bien hidratada, y evitar cualquier roce excesivo que pueda agravar la irritación cutánea. Si se observan signos precoces de úlceras por presión, como enrojecimiento persistente, es crucial actuar con rapidez alertando al equipo asistencial para que puedan aplicarse medidas preventivas adicionales, como el uso de apósitos específicos o protectores cutáneos.

Prevención de la trombosis venosa

La trombosis venosa, o coágulos sanguíneos, es otra complicación importante en los pacientes inmovilizados. La inmovilidad prolongada ralentiza el flujo sanguíneo, sobre todo en las extremidades inferiores, lo que aumenta el riesgo de formación de coágulos en las venas profundas de las piernas (trombosis venosa profunda o TVP). Si un coágulo se desprende, puede migrar a los pulmones y provocar una embolia pulmonar, una urgencia médica potencialmente mortal. Por tanto, es esencial prevenir la formación de estos coágulos en los pacientes de riesgo.

La movilización pasiva ayuda a prevenir la trombosis al estimular la circulación sanguínea. El movimiento regular de las extremidades inferiores, incluso por parte del cuidador, ayuda a activar la circulación venosa y a reducir la estasis sanguínea en las venas de las piernas. Los cuidadores también pueden animar a los pacientes que pueden moverse parcialmente a realizar ejercicios sencillos, como flexionar y extender los pies y las piernas, para favorecer el retorno venoso.

El uso de **sujeciones elásticas**, como medias o vendas de compresión, es otra medida preventiva importante. Estos dispositivos ayudan a mantener una presión uniforme en las piernas y mejoran la circulación sanguínea, sobre todo en pacientes encamados o postoperados. Los cuidadores desempeñan un papel clave en la correcta aplicación de estos dispositivos y deben asegurarse de que las medias de compresión se ajusten correctamente, sin crear pliegues ni puntos de presión adicionales.

Por último, la **vigilancia clínica** de los signos de trombosis venosa es esencial. Los cuidadores deben estar atentos a los signos de alarma, como hinchazón repentina de la pierna, dolor o enrojecimiento inusual, e informar inmediatamente de cualquier anomalía. Una atención temprana puede prevenir complicaciones graves y garantizar un tratamiento rápido, a menudo con anticoagulantes.

Colaboración y vigilancia para prevenir complicaciones

La prevención de las úlceras por presión y la **trombosis** requiere un **enfoque proactivo** y una vigilancia constante. Por su estrecha relación con los pacientes, los auxiliares de enfermería suelen estar en primera línea a la hora de identificar los primeros signos de complicaciones y aplicar medidas preventivas. Colaboran estrechamente con enfermeras y médicos para adaptar los cuidados al estado del paciente y ajustar las intervenciones si es necesario.

Esta vigilancia se extiende también a la **educación de los pacientes y sus familiares**. En algunos casos, como durante la convalecencia en casa, el asistente sanitario puede explicar a los familiares cómo cambiar de posición, vigilar la piel y ayudar a movilizar las extremidades, con el fin de extender los cuidados preventivos fuera del ámbito hospitalario.

Protocolos de seguridad para la administración de tratamientos (quimioterapia, transfusiones, etc.)
La importancia del doble control y el rigor en la administración de tratamientos de alto riesgo.

El **doble control** y el manejo **riguroso** de los **tratamientos de alto riesgo** son pilares fundamentales para garantizar **la seguridad del paciente** y evitar errores que podrían tener consecuencias graves o incluso mortales. Estos tratamientos, que incluyen fármacos como la quimioterapia, los anticoagulantes, los opiáceos y la insulina, requieren una atención especial en todas las fases de preparación y administración. En estrecha colaboración con el personal de enfermería y los farmacéuticos, el auxiliar de enfermería debe aplicar estrictos protocolos de verificación y control para garantizar que los tratamientos se administran correctamente, al paciente adecuado, en la dosis adecuada y en el momento oportuno.

Tratamientos de alto riesgo: una responsabilidad compartida

Los **tratamientos de alto riesgo** son aquellos que, si se administran incorrectamente, pueden provocar efectos secundarios graves o complicaciones potencialmente mortales para el paciente. La responsabilidad de administrar estos tratamientos recae en todo el equipo sanitario, pero cada profesional sanitario implicado en el proceso desempeña un papel específico. Los cuidadores, aunque no siempre son directamente responsables de la administración de los medicamentos, suelen participar en la **preparación** y el **seguimiento** del paciente, lo que les confiere un papel crucial a la hora de garantizar la seguridad del proceso.

Por ejemplo, al preparar infusiones o manipular dispositivos médicos como bombas de infusión, los auxiliares asistenciales deben seguir **protocolos precisos** y **normalizados**. Estos protocolos están diseñados para minimizar los errores introduciendo pasos de verificación en cada fase del proceso, desde la comprobación de la receta hasta la administración del tratamiento.

La importancia del doble control

El doble control es una práctica esencial cuando se trata de medicamentos de alto riesgo. Consiste en que dos miembros del equipo sanitario, normalmente una enfermera y un auxiliar sanitario, comprueben conjuntamente varios aspectos del tratamiento antes de administrarlo. Este proceso de colaboración reduce el error humano al combinar dos perspectivas profesionales.

Los elementos clave que deben verificarse como parte de un doble control incluyen :

*   **El medicamento adecuado** : Asegurarse de que el medicamento preparado es el prescrito. Esto implica comprobar el **nombre exacto** del medicamento, teniendo en cuenta cualquier similitud entre ciertos nombres de fármacos que pueda inducir a confusión.
*   **La dosis correcta**: es vital asegurarse de que la **dosis prescrita** se corresponde con la dosis que se va a administrar, sobre todo en el caso de fármacos potentes como la quimioterapia o los anticoagulantes, en los que incluso un pequeño error de dosificación puede tener consecuencias graves.

- **Vía de administración**: Cada fármaco debe administrarse por la **vía adecuada** (intravenosa, oral, subcutánea, etc.). Confundir las vías de administración puede provocar una absorción inadecuada o efectos tóxicos.
- **El paciente adecuado**: La identidad del paciente debe verificarse sistemáticamente antes de administrar el tratamiento, utilizando al menos dos identificadores, como la pulsera de identificación y la fecha de nacimiento o el número de expediente. Esta verificación es aún más importante en entornos hospitalarios donde varios pacientes reciben tratamientos similares.
- **El momento adecuado**: Ciertos tratamientos de alto riesgo deben administrarse en momentos concretos, y es esencial un **calendario riguroso** para respetar las dosis horarias, evitar sobredosis y minimizar las interacciones farmacológicas.

Este control cruzado entre dos profesionales ofrece una **garantía adicional de seguridad**, ya que reduce el riesgo de errores por distracción, cansancio o mala lectura de la receta.

Cumplimiento estricto de los protocolos

Además de la doble comprobación, el **estricto** cumplimiento de los protocolos es esencial para garantizar la seguridad del paciente. Cada paso, desde la preparación hasta el control posterior a la administración, debe seguirse escrupulosamente, sin atajos ni improvisaciones. La manipulación de **medicamentos de alto riesgo** requiere precauciones específicas para garantizar que cada paso se lleva a cabo con precisión.

Un aspecto importante de este rigor se refiere a la **preparación estéril** de los medicamentos inyectables. La quimioterapia, por ejemplo, debe prepararse en condiciones asépticas rigurosas para evitar cualquier contaminación que pueda poner en peligro al paciente, sobre todo cuando se trata de pacientes inmunodeprimidos. Los auxiliares sanitarios que participan en la preparación de dispositivos para la administración (como la preparación de infusiones) deben cumplir estrictamente las normas de higiene y esterilización.

La **trazabilidad de los** medicamentos administrados es otro elemento clave. Cada fármaco administrado debe quedar registrado en el expediente del paciente, indicando la dosis, la hora y el profesional que lo ha administrado. Esta trazabilidad es crucial para **evitar errores** al cambiar de equipo y permite seguir con precisión la evolución del tratamiento, sobre todo cuando se administran en paralelo varios medicamentos de alto riesgo.

Control posterior a la administración: un papel esencial

Una vez administrados los tratamientos, es necesaria **una estrecha vigilancia de** los pacientes, sobre todo en el caso de los tratamientos de alto riesgo que pueden causar efectos secundarios graves. Los cuidadores desempeñan un papel esencial en este seguimiento continuo, observando los signos clínicos del paciente que podrían indicar una reacción adversa, como dolor repentino, náuseas, dificultades respiratorias o cambios de consciencia.

La vigilancia del cuidador es aún más crucial en las primeras horas tras la administración de fármacos como anticoagulantes o quimioterapia, ya que estos tratamientos pueden provocar complicaciones agudas como hemorragias excesivas o reacciones alérgicas. En caso de cualquier anomalía, el asistente sanitario debe alertar inmediatamente a la enfermera o al médico, para que puedan tomarse medidas correctoras sin demora.

Colaboración y comunicación dentro del equipo

La **comunicación fluida** dentro del equipo sanitario también es esencial para garantizar la seguridad de los tratamientos de alto riesgo. Trabajando en estrecha colaboración con enfermeros, farmacéuticos y médicos, los auxiliares sanitarios deben asegurarse de que se comparte toda la información necesaria sobre el paciente y su tratamiento. Esta comunicación es aún más crucial durante **los traspasos del equipo**, en los que cualquier omisión o confusión en la transmisión de información puede dar lugar a errores en el tratamiento.

También es importante que el auxiliar de enfermería participe activamente en **las reuniones multidisciplinares** o en los intercambios informales con el equipo médico para discutir cualquier ajuste necesario de los tratamientos en función del estado del paciente. Al adoptar una actitud proactiva y rigurosa, el auxiliar de enfermería no sólo ayuda a garantizar la administración segura de los tratamientos, sino que también anticipa y previene cualquier complicación.

Capítulo 12

Salud laboral de los auxiliares de hematología

Riesgos físicos asociados a tareas repetitivas y cargas pesadas. Prevención de TME, gestos y posturas adecuados, uso de equipos de manipulación.

La prevención de los trastornos musculoesqueléticos (TME) es una prioridad para los profesionales sanitarios, en particular para los auxiliares asistenciales, cuyas tareas diarias incluyen el **transporte de cargas pesadas**, la **movilización de pacientes y** numerosos movimientos repetitivos. Los TME afectan principalmente a músculos, tendones y articulaciones, provocando dolores crónicos que pueden llevar a la incapacidad laboral. Para prevenir estos riesgos, es esencial adoptar **gestos y posturas adecuados** y utilizar correctamente **los equipos de manipulación**.

Entender los TME y su impacto

Los TME son trastornos que se producen como consecuencia de un esfuerzo repetido, una mala postura o una tensión excesiva del cuerpo, principalmente en la espalda, los hombros, el cuello, las muñecas y las rodillas. Estas afecciones son frecuentes entre los auxiliares asistenciales, que fuerzan constantemente sus músculos y articulaciones al ayudar a los pacientes a levantarse, desplazarse o realizar tareas de higiene. Los TME pueden provocar dolor generalizado, rigidez articular, pérdida de fuerza o movilidad y, en los casos más graves, baja laboral prolongada.

La prevención de los TME se basa, por tanto, en dos principios fundamentales: **la adopción de buenas posturas y gestos** al manipular mercancías, y el uso de **equipos de manipulación** adecuados para reducir el esfuerzo físico. De este modo, no sólo se protege la salud de los cuidadores, sino que también se mejora la calidad de la atención prestada a los pacientes, al garantizar su seguridad en los movimientos y traslados.

Gestos y posturas adecuados

Adoptar **movimientos y posturas adecuados** es esencial para prevenir los TME. Se trata de técnicas diseñadas para reducir la tensión mecánica del cuerpo durante los movimientos repetitivos o la manipulación de cargas, optimizando el uso de músculos y articulaciones.

1. **Dobla las rodillas, no la espalda**: A la hora de levantar a un paciente o un objeto pesado, es fundamental **doblar las rodillas** en lugar de inclinarse hacia delante con la espalda doblada. Esta postura permite utilizar los músculos de las piernas, que son más potentes, en lugar de la columna vertebral. Es importante mantener la espalda recta durante todo el movimiento para evitar forzar las vértebras lumbares.

2. **Mantener la carga cerca del cuerpo**: Al transportar o mover un paciente u objeto, es aconsejable **mantener la carga lo más cerca posible del cuerpo**. Esto reduce el brazo de palanca y, por tanto, la tensión sobre los músculos de la espalda. Cuanto más alejada esté la carga del cuerpo, mayor será la presión sobre la columna vertebral, lo que aumenta el riesgo de lesiones.

3. **Anticipar los movimientos**: Antes de desplazar a un paciente, es esencial **preparar el movimiento** y asegurarse de que se dispone de todo el material necesario. El espacio debe estar despejado, y el cuidador debe estar en una posición estable, con los pies ligeramente separados, para garantizar un buen equilibrio. Esto ayuda a evitar movimientos bruscos o desequilibrios, que a menudo son la causa de lesiones.

4. **Trabajo en equipo**: Para tareas especialmente pesadas, como trasladar a un paciente de una cama a una silla, es aconsejable **trabajar** en **parejas** o grupos. Compartir la carga reduce considerablemente el esfuerzo físico de cada

cuidador y garantiza un mejor control del movimiento. Es necesaria una coordinación previa entre los miembros del equipo para sincronizar las acciones y evitar movimientos desordenados.

5. **Alterne las posturas y evite las posiciones estáticas prolongadas**: La inmovilidad prolongada en una postura incómoda también puede provocar TME. Por eso es importante **alternar posturas**, evitar permanecer de pie o sentado en la misma posición durante demasiado tiempo y hacer pausas para relajarse y estirar los músculos.

Utilización de equipos de manipulación

El uso de **equipos de manipulación** adecuados es esencial para reducir la carga física de los cuidadores y garantizar la seguridad del paciente. Estos equipos están diseñados para ayudar a los cuidadores a **trasladar** y **movilizar a los pacientes**, minimizando el esfuerzo muscular y el riesgo de lesiones.

1. **Grúa para pacientes**: este equipo es especialmente útil para trasladar a pacientes con movilidad muy limitada. La **grúa**, también conocida como **grúa de pacientes**, permite elevar y trasladar al paciente con total seguridad, sin que el cuidador tenga que realizar un esfuerzo físico intenso. Es esencial estar familiarizado con el funcionamiento de este equipo para utilizarlo con seguridad y de forma óptima. El cuidador debe asegurarse de que el arnés está correctamente colocado en el paciente antes de iniciar la transferencia.

2. **Sábanas deslizantes y tablas de transferencia**: las **sábanas deslizantes** son dispositivos que facilitan el desplazamiento de los pacientes en la cama o su transferencia de la cama a una silla, por ejemplo. Gracias a su baja fricción, estas sábanas **reducen el esfuerzo** necesario para deslizar al paciente, limitando así la tensión sobre los hombros y la espalda del cuidador. **Las tablas**

de transferencia también son útiles para trasladar a los pacientes de una superficie a otra sin tener que levantarlos completamente.

3. **Cinturones** de **transferencia**: Los cinturones de **transferencia** son dispositivos ergonómicos que los cuidadores pueden abrochar alrededor de la cintura del paciente para ayudarle a moverse. Ayudan a guiar y sostener al paciente, al tiempo que proporcionan un mejor agarre al cuidador, reduciendo el riesgo de resbalones o caídas.

4. **Sillas de ruedas y camas sanitarias ajustables**: El uso de **sillas de ruedas** y **camas sanitarias ajustables** permite adaptar la posición del paciente a la tarea que debe realizar, lo que reduce el esfuerzo de los cuidadores. Las camas regulables en altura, por ejemplo, permiten ajustar la altura de trabajo para evitar que los cuidadores tengan que agacharse o inclinarse excesivamente.

Sensibilización y formación continua

La **prevención de los TME** también depende de la **formación continua** y la **sensibilización periódica** de los cuidadores sobre los gestos y posturas adecuados. **Los talleres prácticos** sobre ergonomía en el lugar de trabajo y el uso correcto de los equipos de manipulación les ayudan a adquirir las habilidades necesarias para proteger su cuerpo. Es vital que todos los cuidadores comprendan la importancia de estas prácticas para preservar su salud a largo plazo.

Establecer una **cultura de prevención** en los centros sanitarios, en la que se anime a los cuidadores a utilizar sistemáticamente los equipos de manipulación disponibles y a adoptar las posturas correctas, es una palanca esencial para reducir la incidencia de los TME. La **comunicación** entre colegas también es clave: hay que animar a los cuidadores a pedir ayuda cuando consideren que una tarea puede superar sus capacidades físicas.

Gestionar el estrés y la fatiga cotidianos

Estrategias para prevenir el agotamiento físico y mental: organización del tiempo de trabajo, pausas, relajación.

Prevenir **el agotamiento físico y mental** es una cuestión crucial para los auxiliares de cuidados, cuyo trabajo requiere no sólo una gran carga de trabajo físico, sino también un alto nivel de implicación emocional. El riesgo de **agotamiento** es especialmente elevado en este sector debido a la naturaleza repetitiva y exigente de las tareas, así como a las exigencias emocionales que supone atender a pacientes que a menudo se encuentran muy angustiados. Para prevenir el burnout, es esencial poner en marcha **estrategias eficaces** basadas en **una organización óptima del tiempo de trabajo**, la importancia de **las pausas regulares** y la integración de técnicas de **relajación** en la vida cotidiana.

Organización del tiempo de trabajo

Una organización bien pensada del tiempo de trabajo es fundamental para evitar la sobrecarga y permitir una gestión eficaz de las tareas, sin acumular un estrés innecesario. En entornos que suelen ser exigentes, como hospitales o residencias de ancianos, los auxiliares de cuidados tienen que hacer malabarismos entre la atención física, la asistencia a los pacientes, la gestión de los equipos y la coordinación con el equipo. El equilibrio adecuado entre estas distintas tareas ayuda a **optimizar el tiempo** y reducir la fatiga.

1. **Priorizar las tareas**: Es esencial aprender a **priorizar las tareas** en función de su urgencia e importancia. Los cuidados que requieren atención inmediata, como la gestión de pacientes críticos, deben ser prioritarios, mientras que las tareas administrativas o secundarias pueden programarse en momentos de menor actividad. Este planteamiento permite mantenerse centrado en los aspectos más cruciales del trabajo sin verse abrumado por detalles menos urgentes.

2. **Equilibrio entre tareas físicas y mentales**: es importante alternar las tareas que exigen mucho al cuerpo, como el traslado o la transferencia de pacientes, con las que exigen menos esfuerzo físico, como la gestión de archivos o la supervisión. Esta alternancia ayuda a limitar la fatiga física al tiempo que garantiza la continuidad en la atención al paciente.

3. **Planificar las pausas**: una buena organización del tiempo de trabajo también incluye planificar **pausas regulares**. Estos momentos de respiro, bien distribuidos a lo largo del día, permiten recargar las pilas y evitar la acumulación de cansancio. Para que estas pausas sean eficaces, deben tomarse en el momento adecuado, antes de que el cuidador se sienta agotado. Respetar estas pausas es esencial, y deben verse no como un lujo, sino como una necesidad para mantener un alto nivel de alerta y eficacia.

La importancia de las pausas regulares

Las pausas regulares desempeñan un papel clave en la prevención del agotamiento, tanto físico como mental. Trabajar continuamente sin pausas agota los recursos del organismo, lo que provoca una disminución de la concentración, un aumento de los errores y un deterioro de la calidad de la asistencia. **Las pausas breves pero frecuentes** permiten relajarse, liberar la tensión física acumulada y volver a concentrarse.

1. **Pausa física**: Una **pausa física** consiste en interrumpir las actividades que sobrecargan los músculos y las articulaciones, especialmente las tareas que requieren un esfuerzo físico intenso. De este modo **se libera la tensión muscular** y se reduce el riesgo de trastornos musculoesqueléticos (TME). Durante esta pausa, es aconsejable realizar ejercicios suaves de estiramiento para aliviar las zonas del cuerpo más estresadas, como los hombros, la espalda o las piernas. La relajación muscular

es esencial para evitar la sobrecarga física, que puede provocar dolores crónicos a largo plazo.

2. **Pausa mental**: El objetivo de una **pausa mental** es desconectar temporalmente del estrés y las responsabilidades. Trabajar sin parar en tareas exigentes desde el punto de vista emocional o cognitivo, como atender a pacientes al final de la vida, puede agotar rápidamente los recursos mentales. Durante una pausa mental, el objetivo es volver a centrarse en uno mismo, evitando pensar en las tareas pendientes. Técnicas sencillas, como cerrar los ojos, respirar profundamente o concentrarse en algo positivo, pueden ayudar a calmar la mente y liberar la presión acumulada.

3. **Microdescansos**: además de los descansos planificados, **los microdescansos** también son muy beneficiosos. Se trata de breves pausas de unos minutos que te permiten levantarte, caminar un poco o simplemente respirar hondo. Estos momentos son especialmente útiles para recuperar la atención y la concentración, sobre todo en un día muy ajetreado. Incluso unos momentos de desconexión pueden bastar para reducir el estrés y recargar las pilas.

Integrar la relajación en la vida cotidiana

La relajación es otro componente esencial para prevenir el agotamiento físico y mental. Incorporar técnicas de relajación a la jornada no sólo ayuda a gestionar el estrés, sino que favorece un estado general de bienestar, esencial para mantener una buena calidad de vida en el trabajo.

1. **Ejercicios de respiración: los ejercicios de respiración profunda** son una de las formas más sencillas y eficaces de relajarse rápidamente. Dedicar unos minutos a concentrarse en una respiración lenta y profunda ayuda a reducir el ritmo cardíaco y a calmar la mente. La respiración diafragmática, en la que se respira

profundamente hinchando el vientre al inhalar y relajándolo al exhalar, ayuda a liberar la tensión acumulada y a reducir la ansiedad.

2. **Meditación y atención plena**: la **meditación de atención plena** es cada vez más conocida por sus beneficios para el control del estrés. Consiste en prestar atención al momento presente, sin juzgar, concentrándose en las sensaciones corporales, la respiración o los sonidos del entorno. Practicar la atención plena durante unos minutos al día permite alejarse de las situaciones estresantes y retomar las tareas con una mente más tranquila y centrada.

3. **Relajación muscular progresiva**: La técnica de **relajación muscular progresiva** es especialmente útil para liberar la tensión física acumulada a lo largo del día. Consiste en contraer y soltar gradualmente cada grupo muscular, empezando por los pies y subiendo hasta la cabeza. Este proceso le ayuda a tomar conciencia de las zonas de tensión y a relajarlas eficazmente, dando a su cuerpo un momento de respiro.

Estrategias a largo plazo para prevenir el agotamiento

La prevención del agotamiento también implica **estrategias a largo plazo** destinadas a lograr un equilibrio duradero entre el trabajo y el descanso. Entre estas estrategias, no debe subestimarse la importancia del **sueño reparador**. La privación acumulada de sueño aumenta considerablemente el riesgo de fatiga crónica y agotamiento. Los auxiliares de cuidados, que a menudo deben trabajar en horarios irregulares, deben adoptar una higiene del sueño rigurosa, con horarios regulares y un entorno propicio al descanso (habitación oscura y silenciosa, temperatura agradable).

Además, es esencial **equilibrar la vida laboral y personal**. Dedicar tiempo a actividades placenteras fuera del trabajo, como aficiones, tiempo en familia o actividad física, es crucial para mantener el equilibrio emocional. El ejercicio ligero regular, como caminar, hacer yoga o nadar, reduce el estrés al tiempo que fortalece el cuerpo.

Por último, no dudar en **pedir ayuda** o expresar tus sentimientos es un factor clave para prevenir el agotamiento. Es importante tener tiempo para hablar con los compañeros o superiores sobre las dificultades que se experimentan, porque una sobrecarga emocional que no se comparte puede conducir rápidamente a un estado de intensa fatiga mental. El apoyo entre colegas ayuda a reforzar la cohesión del equipo y proporciona un foro para liberar tensiones.

La importancia del equilibrio entre trabajo y vida privada
Cómo mantener un equilibrio saludable entre la vida laboral y personal en un entorno de trabajo emocional y físicamente exigente.

Mantener un **equilibrio saludable entre la vida laboral y personal** en una profesión tan exigente emocional y físicamente como los cuidados de enfermería es un verdadero reto. Los cuidadores se enfrentan a menudo a situaciones estresantes, grandes responsabilidades y una intensa carga emocional ligada al cuidado de pacientes que sufren. Esta inversión personal puede a veces invadir la vida privada, creando un desequilibrio que, a largo plazo, puede conducir al agotamiento, el estrés crónico e incluso **el agotamiento profesional**. Sin embargo, con estrategias bien pensadas, es posible mantener este equilibrio, garantizando tanto **la salud mental** como la **satisfacción personal**.

Definir límites claros entre el trabajo y la vida privada

El primer paso para mantener un equilibrio saludable es **definir claramente los límites** entre el trabajo y la vida privada. Es esencial **mantener separadas ambas esferas** para evitar que el estrés laboral se traslade a la vida personal y viceversa.

1. **Evite llevarse el trabajo a casa**: aunque puede ser difícil desconectar emocionalmente de situaciones difíciles en el trabajo, es crucial no llevarse esta carga a casa. Esto significa, en la medida de lo posible, no prolongar mentalmente las preocupaciones laborales más allá del final del día. Los cuidadores pueden concederse un momento para descomprimirse al salir del hospital, por ejemplo practicando algunos ejercicios de respiración o escuchando música relajante, para marcar la transición entre el trabajo y el hogar.

2. **Fije un horario de trabajo razonable**: los horarios de trabajo irregulares o las horas extraordinarias frecuentes pueden invadir rápidamente su vida privada y su recuperación física. En la medida de lo posible, es importante respetar un horario de trabajo que deje tiempo para uno mismo, la familia y las aficiones. Saber decir no a las exigencias excesivas, o limitar las horas extraordinarias, es esencial para evitar el exceso de trabajo y proteger el equilibrio personal.

3. **Establecer rituales al final del día**: Otra forma eficaz de separar el trabajo de la vida privada es establecer **rituales al final del día**, que marquen simbólicamente el final de la jornada laboral. Puede ser un paseo relajante, una actividad física ligera o un momento de tranquilidad para uno mismo, como leer o meditar. Estos rituales te permiten volver a centrarte en tus necesidades personales y dejar atrás el estrés acumulado en el trabajo.

Preservar el tiempo para usted y sus seres queridos

Para mantener un equilibrio saludable, es esencial **reservar tiempo para uno mismo** y para los seres queridos, incluso cuando la carga de trabajo es pesada. Las relaciones personales y los momentos de relajación son fuentes de reposición y consuelo, esenciales para seguir realizándose, tanto personal como profesionalmente.

1. **Dedique tiempo a la familia y los amigos**: La interacción con los seres queridos desempeña un papel clave en el apoyo emocional. Es importante reservar un tiempo regular con la familia o los amigos, para charlar, compartir momentos sociales y desconectar del estrés laboral. Incluso las salidas cortas o las actividades sencillas, como una cena familiar o un paseo, pueden tener un efecto beneficioso sobre la moral y ayudar a mantener unas relaciones equilibradas.

2. **Dedicar tiempo a las aficiones personales**: Los cuidadores también deben asegurarse de dedicar tiempo a sus propias **aficiones** y pasiones. Ya sea el deporte, la lectura, la música o cualquier otra actividad que proporcione placer y relajación, estos momentos son esenciales para **recargar las pilas** y recuperar el equilibrio psicológico. Participar regularmente en actividades que aportan felicidad facilita hacer frente a las exigencias emocionales del trabajo.

3. **Actividades físicas y de relajación**: El ejercicio físico es una forma excelente de liberar la tensión acumulada y relajarse mentalmente. Actividades como caminar, correr, nadar o practicar yoga ayudan a regular el estrés al tiempo que mejoran la condición física. **Las técnicas de relajación**, como la meditación o los ejercicios de respiración, también son herramientas poderosas para recuperar la serenidad y calmar la mente después de un duro día de trabajo.

Gestionar el estrés y las emociones relacionadas con el trabajo

En un entorno laboral exigente, en el que el sufrimiento de los pacientes puede ser difícil de sobrellevar, es crucial aprender a **gestionar el estrés** y **las emociones** de forma saludable, para que no se apoderen de la vida personal.

1. **Hablar de sus emociones**: es importante **compartir sus sentimientos** con compañeros, amigos y familiares. La comunicación es la mejor manera de verbalizar las dificultades, encontrar apoyo y relativizar las situaciones estresantes. Los asistentes sanitarios no deben dudar en hablar con otros miembros del equipo asistencial que estén pasando por experiencias similares, para compartir consejos o simplemente para apoyarse mutuamente.

2. **Pedir ayuda cuando se necesita**: en caso de sobrecarga emocional o estrés crónico, es fundamental no dudar en **pedir ayuda**. Para ello, puede consultar a un psicólogo o a un asesor en gestión del estrés, que pueden ofrecerle herramientas prácticas para gestionar mejor las emociones relacionadas con el trabajo. Participar en **grupos de discusión** o **de apoyo** a cuidadores también puede ser beneficioso, ya que brinda la oportunidad de compartir experiencias con otros profesionales que se enfrentan a los mismos retos.

3. **Aprender a dejar ir**: Es esencial desarrollar la capacidad de **dejar** ir situaciones que escapan al control personal. Los cuidadores se enfrentan a menudo a situaciones difíciles, como el sufrimiento o la muerte, que pueden resultar pesadas de soportar. Aprender a aceptar que ciertas situaciones no se pueden cambiar y que se hace lo mejor que se puede en cada circunstancia ayuda a reducir el peso de las emociones negativas.

Adapte sus expectativas y sea flexible

Otra clave para mantener un equilibrio saludable entre trabajo y vida privada es **reajustar las expectativas** y adoptar un enfoque flexible ante lo inesperado.

1. **No busques la perfección**: intentar conseguirlo todo, ya sea en el trabajo o en casa, puede llevar rápidamente al agotamiento. Es importante aceptar que no siempre se puede controlar todo y que **la perfección no es alcanzable** en todos los aspectos de la vida. Aceptar tus límites y darte un capricho puede reducir la presión y evitar el estrés innecesario.

2. **Ser flexible ante los imprevistos**: En trabajos como el de asistente de cuidados, no es raro tener que hacer frente a imprevistos, ya sean emergencias en el trabajo o compromisos personales inesperados. Es esencial **mantenerse flexible** y aceptar que ciertas situaciones requieren ajustes. Así es más fácil adaptarse a las limitaciones sin sentirse frustrado o culpable.

Conclusión

La vocación del celador de hematología

Un recordatorio de las habilidades, cualidades humanas y conocimientos médicos necesarios para destacar en este departamento. La conclusión también podría abordar la importancia del compromiso y la pasión por esta profesión, y la esperanza que ofrece a los pacientes.

Para sobresalir como asistente en **hematología**, o en cualquier otro departamento médico exigente, es esencial tener una amplia gama de **habilidades técnicas**, **cualidades humanas** y **conocimientos médicos**. Esta función es esencial para acompañar a los pacientes en momentos a menudo difíciles y prestar apoyo diario al equipo asistencial, contribuyendo así a la mejora continua de la calidad de la asistencia. He aquí un recordatorio de los elementos clave que marcan la diferencia en esta profesión, tanto a nivel técnico como humano.

Competencias técnicas y conocimientos médicos

1. **Competencias técnicas**: Los auxiliares sanitarios deben ser capaces de prestar cuidados básicos con precisión y rigor, como tomar las constantes vitales (tensión arterial, temperatura, frecuencia cardíaca), ayudar en el aseo, la higiene y los cuidados de confort, así como **cuidados preventivos** como movilizar a los pacientes y evitar la aparición de escaras. En departamentos como el de hematología, donde los pacientes pueden estar inmunodeprimidos o gravemente enfermos, estos cuidados requieren una atención especial para evitar el riesgo de infecciones o complicaciones.

2. **Conocimiento de patologías específicas**: Los auxiliares sanitarios también deben tener un buen conocimiento de las **principales patologías** que se tratan en este tipo de departamentos, como la leucemia, el linfoma y el mieloma. Comprender los efectos de los tratamientos (quimioterapia, inmunoterapia, radioterapia) y los cuidados específicos que requieren es esencial para satisfacer adecuadamente las necesidades de los pacientes.

La gestión de los efectos secundarios, como las náuseas, la mucositis o la fatiga extrema, forma parte integrante de los cuidados cotidianos.

3. **Utilización de equipos médicos**: los auxiliares sanitarios deben saber manejar con seguridad **los dispositivos médicos**, como camas sanitarias, bombas de infusión, equipos de monitorización y equipos de manipulación de pacientes (grúas de pacientes, sábanas deslizantes). El dominio de estos equipos es crucial para garantizar una asistencia segura y minimizar los riesgos para pacientes y cuidadores.

4. **Vigilancia y observación**: Una habilidad esencial es la capacidad de **observar atentamente a** los pacientes e informar rápidamente de cualquier signo de deterioro o complicación. Los auxiliares de cuidados suelen ser los primeros en notar cambios sutiles en el estado de un paciente, como fiebre, aumento de la debilidad o signos de infección o hemorragia. La rápida comunicación con el equipo médico o de enfermería permite prestar cuidados con rapidez y eficacia.

Cualidades humanas esenciales

1. **Empatía y cuidados**: Uno de los fundamentos de la profesión enfermera es **la empatía**, la capacidad de comprender y sentir por lo que está pasando el paciente. Cuando se trata de pacientes con enfermedades graves, que a menudo sufren y son vulnerables, la escucha activa y la atención son esenciales para crear un clima de confianza y confort. Estas cualidades también facilitan el apoyo a las familias, a menudo preocupadas e impotentes ante la enfermedad de su ser querido.

2. **Paciencia y calma**: **La paciencia** es una cualidad esencial, porque trabajar con pacientes gravemente enfermos puede ser largo y agotador. Los pacientes

hematológicos pueden estar cansados, indispuestos y a veces frustrados por la lentitud o el aislamiento de su tratamiento. Es fundamental mantener una actitud calmada y tranquilizadora, incluso en los momentos de tensión, para ayudar a los pacientes a sentirse apoyados.

3. **Capacidad de adaptación**: la atención hospitalaria, especialmente en hematología, puede ser impredecible. Los auxiliares sanitarios deben **ser** capaces **de adaptarse rápidamente** a situaciones cambiantes, ya sea una urgencia médica, un cambio de tratamiento o un cambio rápido en el estado de salud de un paciente. Esta flexibilidad les permite hacer frente a lo inesperado con capacidad de respuesta y profesionalidad.

4. **Resiliencia emocional**: trabajar en hematología puede ser un reto emocional. Los asistentes sanitarios se enfrentan a menudo al sufrimiento, la enfermedad crónica y, a veces, la muerte. Por lo tanto, **la resiliencia emocional** es esencial para mantener el compromiso con el trabajo y preservar el propio bienestar mental. Saber dar un paso atrás, compartir las emociones con los compañeros y utilizar mecanismos de apoyo psicológico es esencial para hacer frente a las dificultades sin agotarse.

5. **Espíritu de equipo y comunicación**: El trabajo en equipo es la esencia de la profesión de auxiliar de enfermería. Colaborar eficazmente con enfermeros, médicos, fisioterapeutas y otros profesionales sanitarios es esencial para garantizar una atención integral al paciente. **Una buena comunicación** es esencial para transmitir la información pertinente sobre el estado del paciente, los cuidados prestados y cualquier necesidad adicional.

La importancia del compromiso y la pasión

Más allá de las competencias técnicas y las cualidades humanas, lo que realmente marca la diferencia en la profesión de auxiliar de enfermería es **el compromiso** y la **pasión** por la función. Trabajar en hematología, o en otros departamentos exigentes, requiere un alto nivel de compromiso personal. Cada día, los cuidadores proporcionan no sólo cuidados físicos, sino también **apoyo moral** y **esperanza** a los pacientes que atraviesan momentos a menudo difíciles.

El compromiso con esta profesión se traduce en el deseo de acompañar a los pacientes en sus luchas cotidianas, escucharles, responder a sus necesidades, a veces invisibles, y ofrecer consuelo en los momentos de angustia. La pasión por el trabajo se manifiesta en los pequeños gestos, las atenciones discretas y la profunda satisfacción de saber que se contribuye a mejorar la calidad de vida de los pacientes, incluso en las situaciones más difíciles.

Conclusión: Una profesión que ofrece esperanza

Ser asistente sanitario, sobre todo en un departamento tan exigente como el de hematología, es mucho más que un trabajo. Es un profundo compromiso con la humanidad y un papel esencial en la cadena asistencial. La **pasión** y la **dedicación** están en el corazón de esta profesión, que no sólo requiere conocimientos médicos, sino también la capacidad de **mantener la esperanza** en momentos de gran vulnerabilidad.

Para los pacientes, el contacto con un cuidador atento y competente es a menudo una fuente de esperanza, un rayo de consuelo en un proceso asistencial que a veces puede estar plagado de dificultades. Aportando su experiencia y su humanidad, los asistentes sanitarios participan activamente en esta esperanza, en esta **lucha por la vida**, y contribuyen a transformar la experiencia de los pacientes y sus familias, incluso en los momentos más oscuros.

De este modo, el compromiso y la pasión del asistente asistencial son los pilares que no sólo sustentan la calidad de la asistencia, sino que también proporcionan a cada paciente la esperanza, el consuelo y la dignidad que tan desesperadamente necesita.

www.ingramcontent.com/pod-product-compliance
Lightning Source LLC
Chambersburg PA
CBHW072202290526
45794CB00004B/1618